Marcel Doll

50 Workouts

riva

Bibliografische Information der Deutschen Nationalbibliothek:
Die Deutsche Nationalbibliothek verzeichnet diese Publikation in der Deutschen Nationalbibliografie.
Detaillierte bibliografische Daten sind im Internet über http://dnb.d-nb.de abrufbar.

Für Fragen und Anregungen:
info@rivaverlag.de

Originalausgabe
2. Auflage 2020

Nymphenburger Straße 86
D-80636 München
Tel.: 089 651285-0
Fax: 089 652096

Umschlaggestaltung: Manuela Amode, München
Lektorat: Julia Niehaus
Layout und Satz: Deborah Herzog, www.alpsee-design.de
Bildnachweis: Illustrationen auf dem Umschlag und im Innenteil: evoletics – ein Produkt der science on field GmbH

Druck: Florjancic Tisk d.o.o., Slowenien
Printed in the EU

ISBN Print 978-3-7423-0297-7
ISBN E-Book (PDF) 978-3-95971-780-9
ISBN E-Book (EPUB, Mobi) 978-3-95971-781-6

Weitere Informationen zum Verlag finden Sie unter

www.rivaverlag.de

Beachten Sie auch unsere weiteren Verlage unter www.m-vg.de

Inhalt

Such die Herausforderung

1

Was treibt dich an?

Ganz gleich ob auf Facebook, Instagram, Pinterest oder in anderen sozialen Medien, überall gibt es sie – die Fitness-Challenges. Die Zielsetzungen der Challenges könnten unterschiedlicher kaum sein. Mal geht es darum, eine Planke (Brett) fünf Minuten zu halten, mal darum, endlich einen Sixpack anzutrainieren oder jeden Tag die Oberschenkel mit Kniebeugen zum Glühen zu bringen. Die Challenges sind in jedem Fall eine gute Methode, dem inneren Schweinehund den Kampf anzusagen.

Jeder Mensch hat etwas, das ihn antreibt und motiviert. Vorsätze, wie mehr Sport zu treiben, schlechte Gewohnheiten abzulegen oder endlich das lang ersehnte Fitnessziel zu erreichen, gibt es genügend. Leider verpuffen diese Vorsätze allzu oft in der Alltagshektik. Schon wieder Überstunden am Schreibtisch, der Haushalt muss auf Vordermann gebracht werden, der Abgabetermin der Steuerklärung rückt bedrohlich näher ... Gründe, die sportlichen Vorsätze nicht in die Tat umzusetzen, sind zahlreich.

Geh einen Vertrag mit dir selbst ein

Mit einer Challenge gehst du einen Vertrag mit dir selbst ein. Es ist eine mentale Strategie, die zum Erfolg führt. Hast du die Challenge, die Herausforderung, angenommen, wird das ungeahnte Kräfte entfalten. Denn nun möchtest du dir selbst und vielleicht auch anderen beweisen, dass du dieser Challenge gewachsen bist. Jede Challenge ist so gestaltet, dass du täglich einen Haken in der Liste setzen kannst, wenn du das Programm absolviert hast. Auf diese Weise kommst du mit jedem gesetzten Häkchen deinem Ziel Schritt für Schritt näher. Das gefürchtete Gefühl der Niederlage, an einem Tag keinen Haken zu setzen, wird dich antreiben, jeden Tag dein Bestes zu geben und so die Challenge erfolgreich abzuschließen.

30 Tage am Stück

Eine Challenge ist immer mit einem Ziel verbunden, das es in einer bestimmten Zeit zu erreichen gilt. Alle 50 Challenges in diesem Band haben eine Laufzeit von 30 Tagen. Warum gerade 30 Tage? Auch hier spielt die Psychologie wieder eine große Rolle. 30 Tage sind ein überschaubarer Zeitraum. Die Hürde soll zu Beginn so gering wie möglich sein, damit die Challenge in Angriff genommen wird. Was ist realistischer? Eine 30-Tage-Challenge abzuschließen oder eine 200-Tage-Challenge? Ganz sicher stimmst du mir zu, dass die erste Variante mit einer höheren Wahrscheinlichkeit erfolgreich abgeschlossen wird. Nach einem Monat hast du die Challenge geschafft und du kannst auf deine erbrachte Leistung stolz sein. Das wird dich motivieren, auf dem eingeschlagenen Weg zu bleiben und direkt eine neue Challenge zu beginnen. Alle Challenges sind mit einem Schwierigkeitsgrad von 1 (= einfach) bis 3 (= schwierig) versehen. Auf diese Weise kannst du die Herausforderung von Challenge zu Challenge steigern und deinem jeweiligen Trainingsniveau stetig anpassen.

Keine Alternative zum eigentlichen Training

Die meisten Challenges stellen keine Alternative zum eigentlichen Fitnesstraining dar. Es gibt somit kein Entweder-oder, keine Wahl zwischen Training oder Challenge, es muss vielmehr heißen: Training und Challenge. Sieh die einzelnen Challenges als Ergänzung zu deinem bisherigen Training an – sei es Krafttraining im Fitnessstudio, Functional Training oder Training im Verein. Es versteht sich von selbst, dass beispielsweise eine Planke-Challenge (Seite 49), die nur aus einer Übung besteht – dem Unterarmstütz –, natürlich kein Training ersetzen kann, das den ganzen Körper anspricht. Die Motivation und die Erfolgserlebnisse aus den Challenges wirken sich aber immer positiv auf dein eigentliches Training aus. Mit den einzelnen Challenges ist es dir möglich, für 30 Tage einen Schwerpunkt in deinem Training zu setzen. Du möchtest eine bestimmte Körperpartie gezielt trainieren, endlich 10 km am Stück laufen oder deinen ersten Klimmzug schaffen? Genau dafür sind die Challenges gedacht. Nimm die Herausforderung an! Eine Ausnahme gibt es. Eine tatsächliche Alternative zum Fitnesstraining sind die Full Body Challenges (Seite 10–15). Sie berücksichtigen alle großen Muskelpartien und sind somit als eigenständiges Trainingsprogramm geeignet. Alle 50 Challenges sind wie ein 30-tägiger Trainingsplan aufgebaut und führen dich Schritt für Schritt ans Ziel.

An die Grenzen ja, aber nicht darüber hinaus

Eine Challenge wäre keine Challenge, wenn sie keine wirkliche Herausforderung darstellen würde. Dies liegt nun einmal in der Natur der Sache. Es muss jeden Tag Schweiß fließen, um die 30-Tage-Challenge erfolgreich abzuschließen. Die meisten Challenges haben somit eines gemeinsam: Sie sind hochintensiv! Nutze die Einteilung der Challenges in die drei Schwierigkeitsgrade, um Frustration zu vermeiden oder Überforderung auszuschließen. Wähle immer die passende Challenge zu deinem aktuellen Trainingsniveau!

Such die Challenge mit anderen

Challenges können einen unglaublichen Motivationsschub auslösen. Einmal die Herausforderung angenommen, wird dich nichts mehr davon abhalten, an jedem einzelnen Tag der 30-Tage-Challenge ein Häkchen in der Liste zu setzen. Du kannst die Motivation sogar noch steigern! Nimm die Challenge zusammen mit einem Freund oder einer Freundin an oder mach sie direkt zu einer Gruppen-Challenge. Pusht euch gegenseitig und teilt eure Erfahrungen. Das ist der beste Motivationskick!

Die Challenges

2

1 Full Body Challenge 1

❶ ② ③

Benötigte Hilfsmittel: Tisch, Stuhl oder stabile Kiste

Du fängst gerade erst an zu trainieren und suchst schon eine Herausforderung? Dann könnte dies deine erste Fitness-Challenge sein! Sie spricht alle wesentlichen Muskelpartien des Körpers an.

Tag	Übungen	Belastungszeit in Sek.	Belastungspause in Sek.	Sätze
1	CBADFE	20	20	1
2	CBADFE	20	30	2
3	BA	20	15	4
4	C	60	30	4
5	CBADFE	20	25	2
6	15 Min. Ausdauer deiner Wahl			
7	CBADFE	25	25	2
8	BA	20	15	4
9	Pause			
10	CBADFE	30	25	2
11	C	60	30	5
12	CBADFE	30	25	2
13	BA	25	15	4
14	CBADFE	30	20	2
15	20 Min. Ausdauer deiner Wahl			
16	CBADFE	30	20	2
17	CBADFE	35	25	2
18	Pause			
19	CBADFE	20	20	3
20	BA	30	20	4
21	CBADFE	40	20	2
22	C	60	20	5
23	25 Min. Ausdauer deiner Wahl			
24	CBADFE	40	30	3
25	BA	35	20	4
26	CBADFE	40	25	3
27	Pause			
28	CBADFE	45	30	3
29	30 Min. Ausdauer deiner Wahl			
30	CBADFE	30	30	4

A Seitstütz mit abgelegten Knien

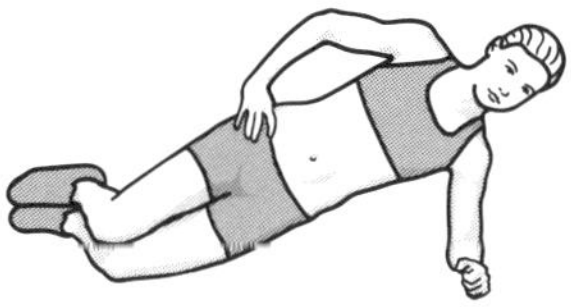

B Unterarmstütz

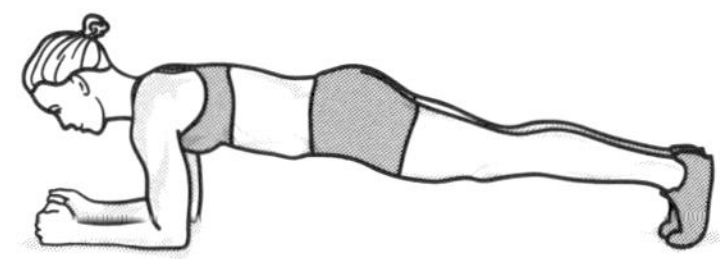

C Kniebeuge

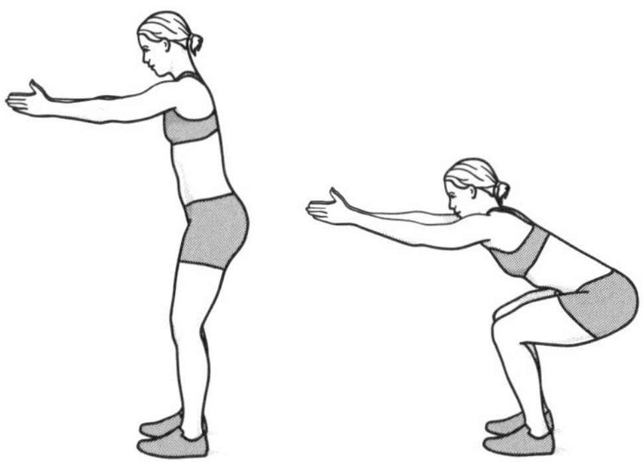

D Umgekehrtes Rudern am Tisch

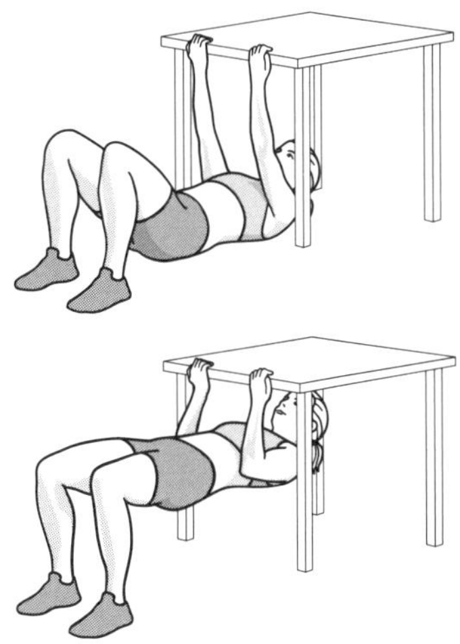

E Beckenheben

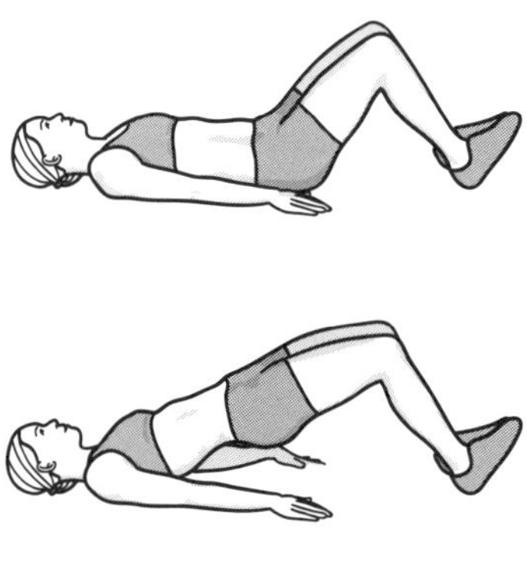

F Erhöhter Liegestütz

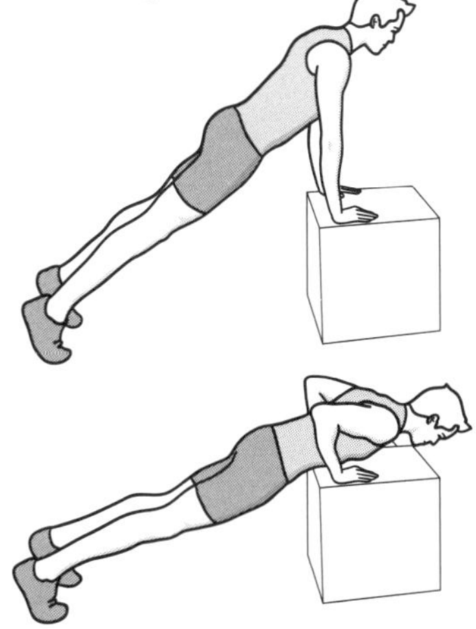

2 Full Body Challenge 2

1 2 3

Benötigte Hilfsmittel: keine

Gymnastikmatte ausrollen und los geht's. Es braucht nicht viele Übungen, um den ganzen Körper zu trainieren, es müssen nur die richtigen sein. Ausfallschritt und Beckenheben für Beine und Po, Seitstütz, Bergsteiger und Crunches für deine Körpermitte und der Liegestütz für Brust- und Schultermuskulatur.

Tag	Übungen	Belastungszeit in Sek.	Belastungspause in Sek.	Sätze
1	AEBDCF	30	20	1
2	CDF	30	20	3
3	AEBDCF	30	30	2
4	AEBDCF	40	30	1
5	20 Min. Ausdauer deiner Wahl			
6	AEBDCF	30	25	2
7	CDF	30	30	4
8	AEBDCF	40	20	1
9	Pause			
10	AEBDCF	30	20	2
11	30 Min. Ausdauer deiner Wahl			
12	AEBDCF	30	30	3
13	AEBDCF	50	20	1
14	CDF	30	25	4
15	AEBDCF	30	25	3
16	Pause			
17	AEBDCF	35	25	3
18	AEBDCF	50	10	1
19	AEBDCF	35	20	3
20	30 Min. Ausdauer deiner Wahl			
21	AEBDCF	45	30	3
22	CDF	30	30	5
23	AEBDCF	60	20	1
24	Pause			
25	AEBDCF	30	30	4
26	AEBDCF	60	20	1
27	CDF	35	25	5
28	45 Min. Ausdauer deiner Wahl			
29	AEBDCF	60	10	1
30	AEBDCF	40	30	4

A Ausfallschritt

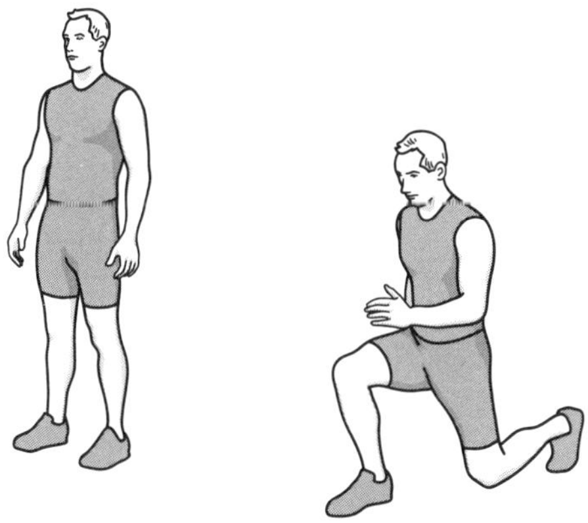

B Einbeiniges Beckenheben

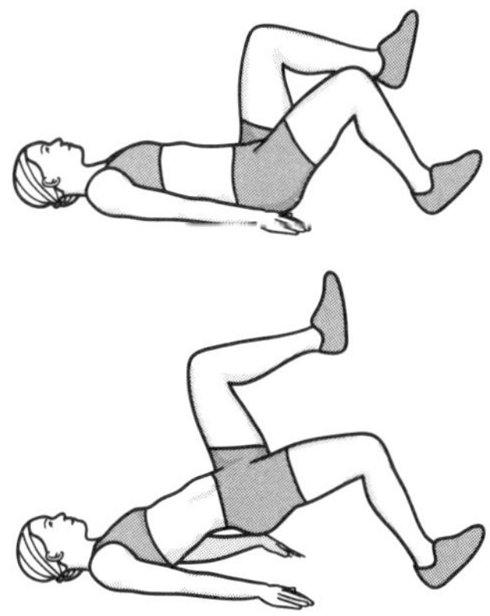

C Bergsteiger im Stütz

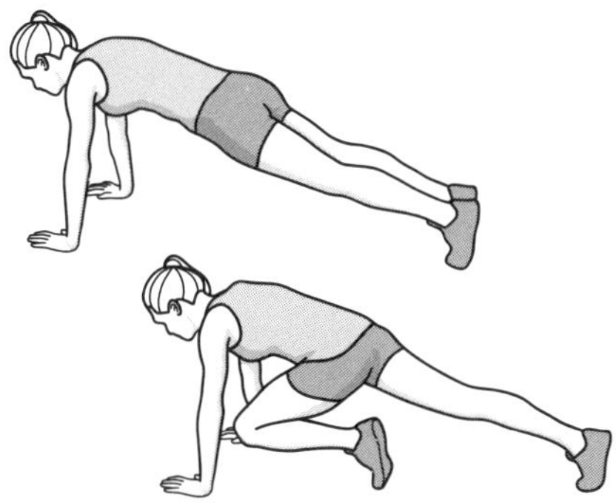

D Dynamischer Seitstütz

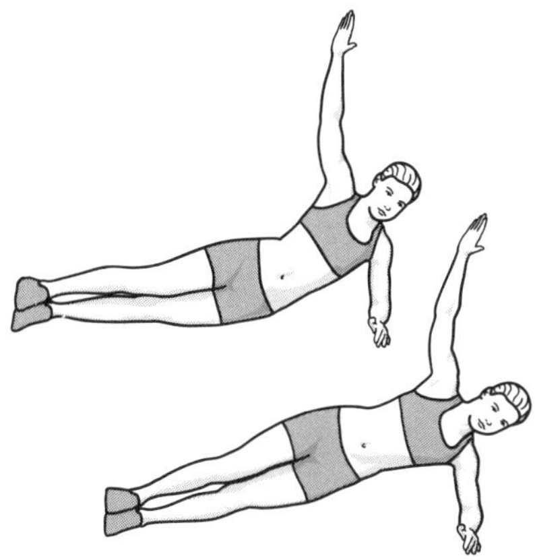

E Liegestütz

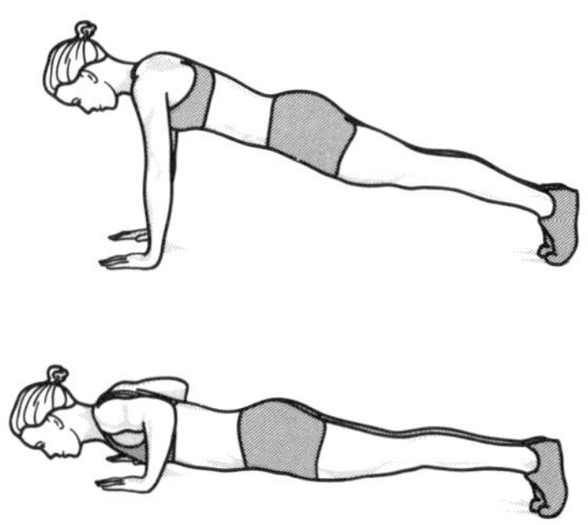

F Crunch

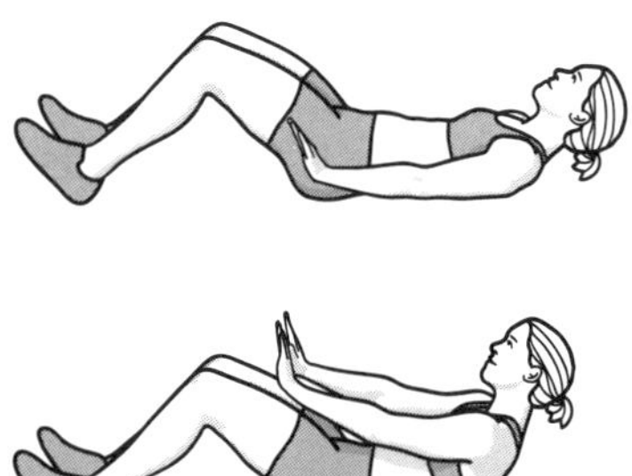

3 Full Body Challenge 3

1 2 3

Benötigte Hilfsmittel: Stuhl oder stabile Kiste, Erhöhung (Bank, Couchtisch etc.)

Verlasse deine Komfortzone! Dies ist eine Challenge, die den ganzen Körper anspricht, aber eine gute Fitness voraussetzt. Spätestens mit Burpee und Hampelmann wird auch dein Puls auf Hochtouren sein.

Tag	Übungen	Belastungszeit in Sek.	Belastungspause in Sek.	Sätze
1	HDABFCEGI	30	30	1
2	HI	40	30	3
3	EGFDBC	30	30	2
4	HI	40	30	3
5	20 Min. Ausdauer deiner Wahl			
6	EGFDBC	30	25	2
7	HDABFCEGI	40	30	1
8	HI	40	20	4
9	Pause			
10	HDABFCEGI	25	30	2
11	HI	30	30	4
12	EGFDBC	35	25	2
13	HI	25	30	5
14	HDABFCEGI	30	30	2
15	30 Min. Ausdauer deiner Wahl			
16	EGFDBC	40	25	2
17	HI	30	30	5
18	HDABFCEGI	40	30	2
19	Pause			
20	HDABFCEGI	40	30	2
21	EGFDBC	40	20	2
22	HI	30	25	5
23	HDABFCEGI	45	30	2
24	40 Min. Ausdauer deiner Wahl			
25	HDABFCEGI	45	25	2
26	HI	30	20	5
27	EGFDBC	30	30	3
28	Pause			
29	HI	30	30	6
30	HDABFCEGI	30	30	3

A Klappmesser

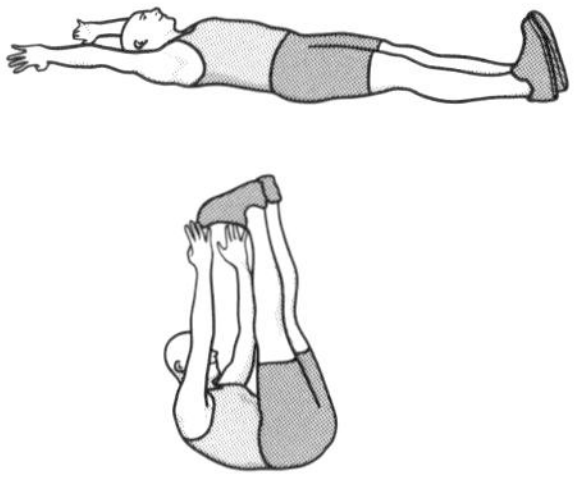

B T-Stand

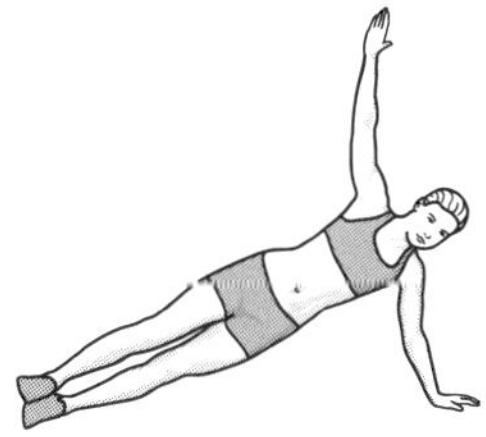

C Unterarmstütz mit wechselndem Beinanheben

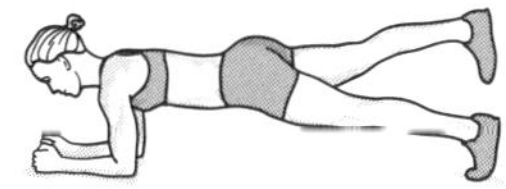

D Liegestütz

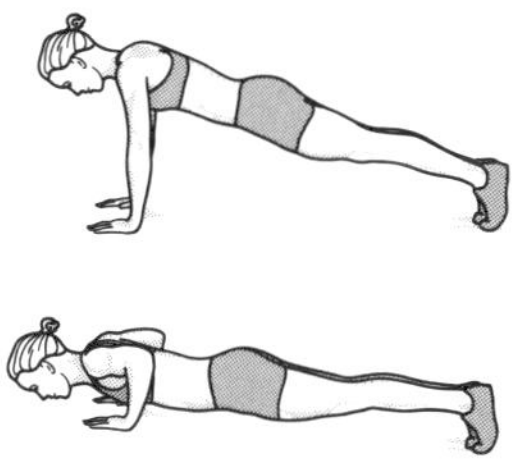

E Erhöhter Ausfallschritt

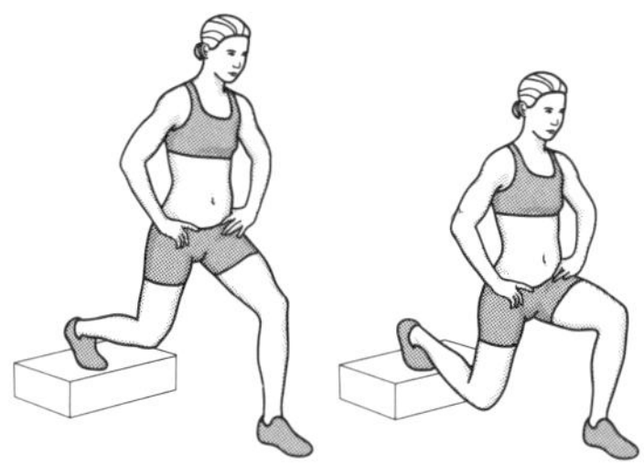

F Oberkörperaufrichten in Bauchlage

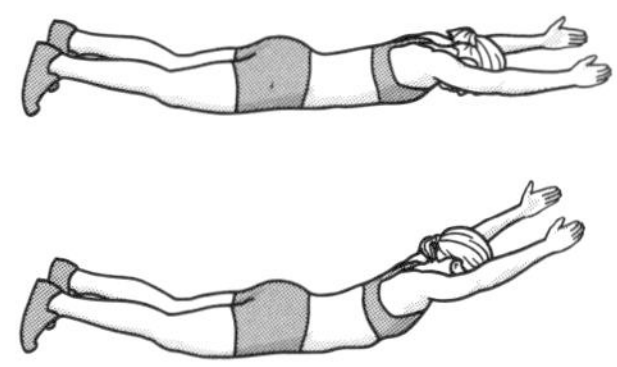

G Erhöhtes einbeiniges Beckenheben

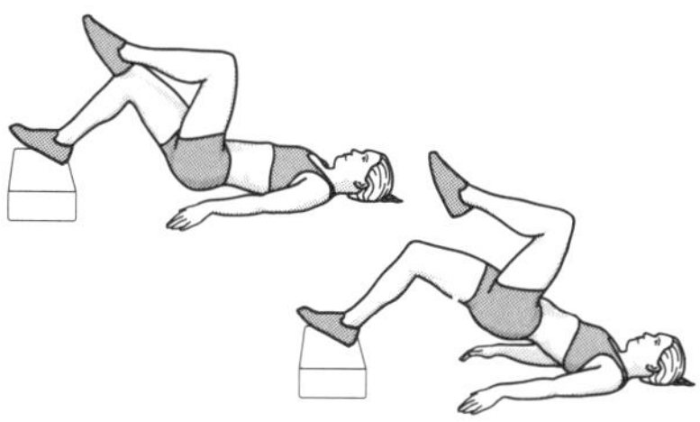

H Hampelmann

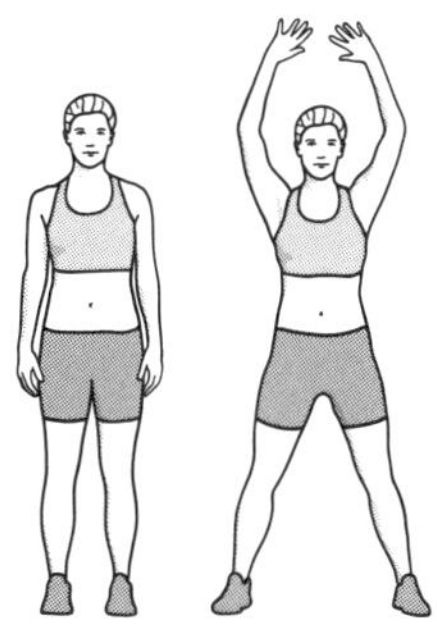

I Burpee

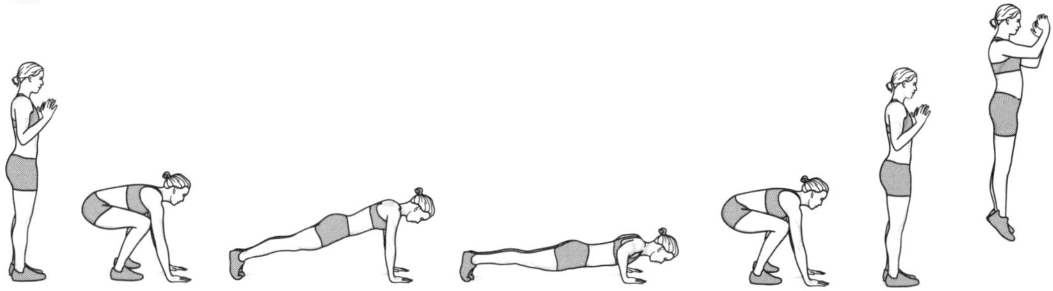

4 Sixpack Challenge 1

1 2 3

Benötigte Hilfsmittel: keine

Dein Bauchmuskeltraining bestand bisher nur aus den klassischen Crunches? Diese Challenge bringt die nötige Abwechslung in dein Training der Körpermitte – dein erster Schritt zum Sixpack.

Tag	Übungen	Belastungszeit in Sek.	Belastungspause in Sek.	Sätze
1	IBEDC	30	15	1
2	AGHF	20	20	2
3	IBEDC	30	20	2
4	15 Min. Ausdauer deiner Wahl			
5	AGHF	20	15	2
6	CGDEFHA	20	15	1
7	Pause			
8	CGDEFHA	20	20	2
9	IBEDC	30	15	2
10	AGHF	25	20	2
11	20 Min. Ausdauer deiner Wahl			
12	CGDEFHA	25	20	2
13	AGHF	25	20	2
14	Pause			
15	IBEDC	20	20	3
16	AGHF	30	20	2
17	CGDEFHA	30	20	2
18	25 Min. Ausdauer deiner Wahl			
19	CAGE	30	20	3
20	IBEDC	20	15	3
21	Pause			
22	CAGE	30	15	3
23	CGDEFHA	30	15	2
24	AGHF	30	15	2
25	30 Min. Ausdauer deiner Wahl			
26	IBEDC	30	20	3
27	AGHF	30	20	3
28	Pause			
29	40 Min. Ausdauer deiner Wahl			
30	CGDEFHA	30	20	3

A Unterarmstütz

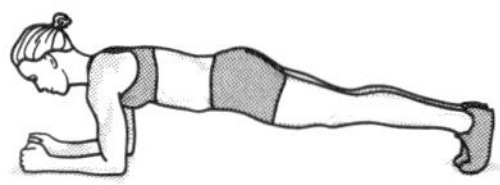

B Seitstütz mit abgelegten Knien

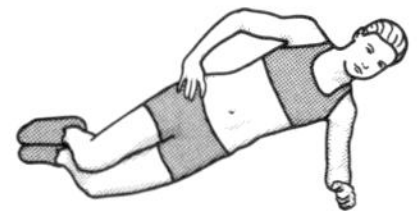

C Crunch

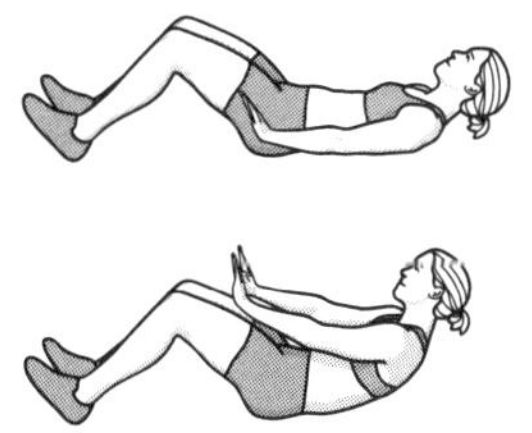

D Paddeln in Bauchlage

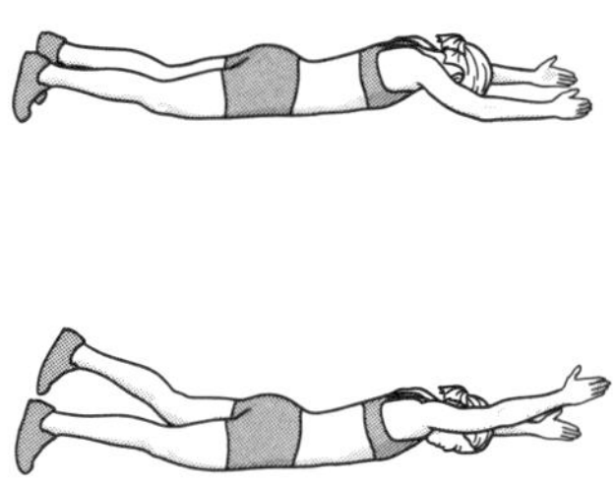

E Liegende Rumpfrotation mit angewinkelten Beinen

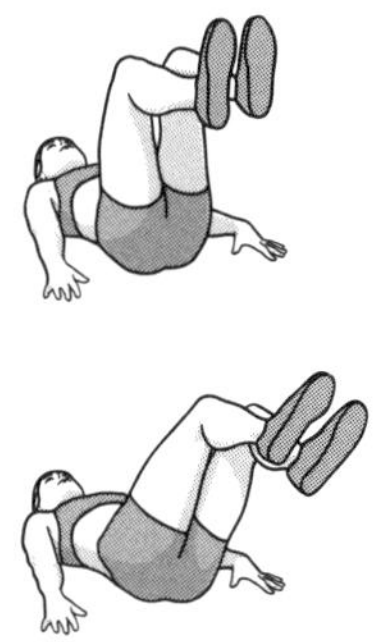

F Vierfüßlerstand mit angehobenen Knien

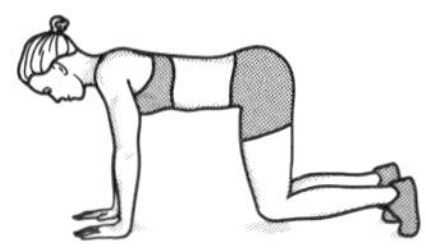

G Seitstütz

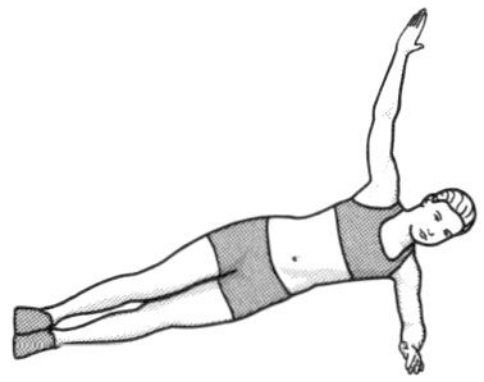

H Diagonaler Crunch

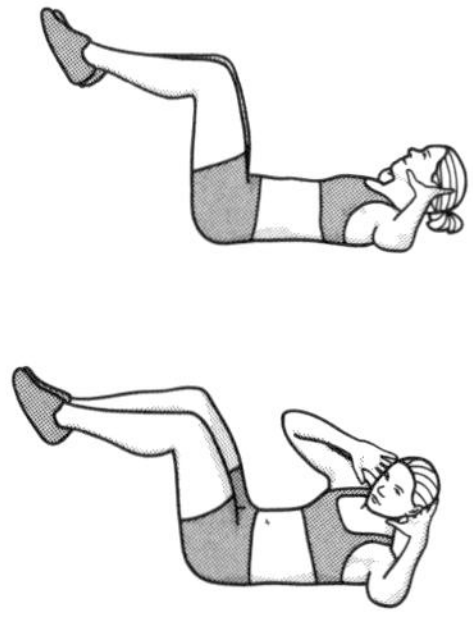

I Crunch aus dem Vierfüßlerstand

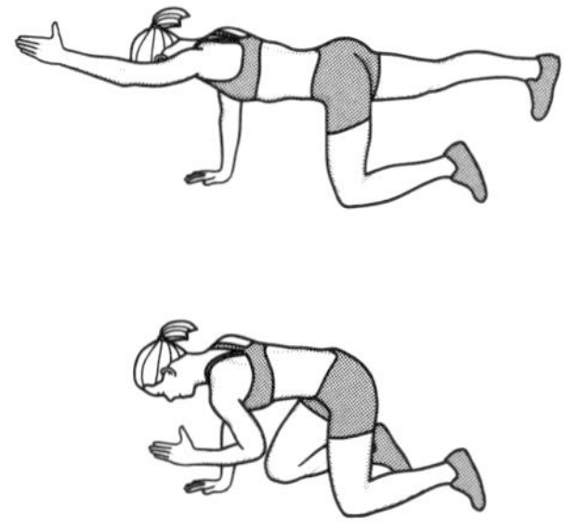

5 Sixpack Challenge 2

①②③

Benötigte Hilfsmittel: keine

Für die richtige Ernährung bist du verantwortlich – den Rest erledigt die Challenge! Eine gute Mischung aus statischen und dynamischen Übungen wird deine Bauchmuskeln garantiert zum Brennen bringen.

Tag	Übungen	Belastungszeit in Sek.	Belastungspause in Sek.	Sätze
1	GBCA	20	15	1
2	DFBCEH	20	15	1
3	AGEIF	20	20	2
4	20 Min. Ausdauer deiner Wahl			
5	DFBCEH	20	20	2
6	GBCA	20	20	2
7	Pause			
8	AGEIF	25	20	2
9	DFBCEH	25	20	2
10	30 Min. Ausdauer deiner Wahl			
11	GBCA	30	20	2
12	DFBCEH	25	15	2
13	AGEIF	25	15	2
14	Pause			
15	AGEIF	30	20	2
16	GBCA	20	20	3
17	DFBCEH	20	20	3
18	GBCA	40	v	2
19	30 Min. Ausdauer deiner Wahl			
20	GBFEDHICA	40	20	1
21	Pause			
22	AGEIF	30	15	2
23	DFBCEH	30	20	3
24	GBFEDHICA	40	15	1
25	40 Min. Ausdauer deiner Wahl			
26	GBCA	45	20	2
27	AGEIF	20	25	4
28	Pause			
29	GBFEDHICA	30	20	2
30	AGEIF	30	15	3

A Unterarmstütz mit wechselndem Beinanheben

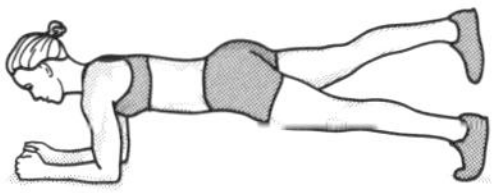

B Seitstütz

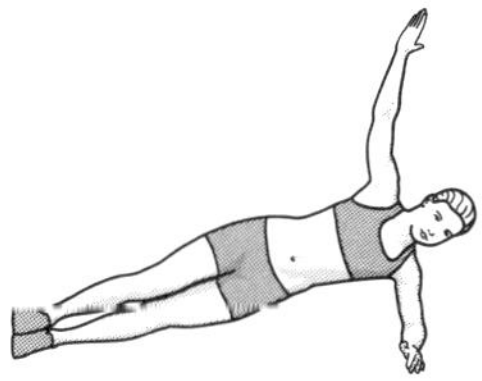

C Crunch

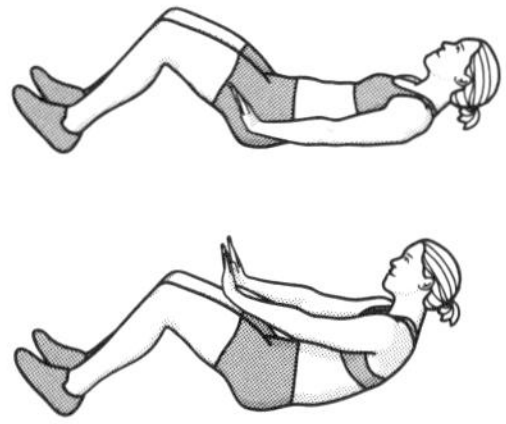

D Frontstütz mit Armheben

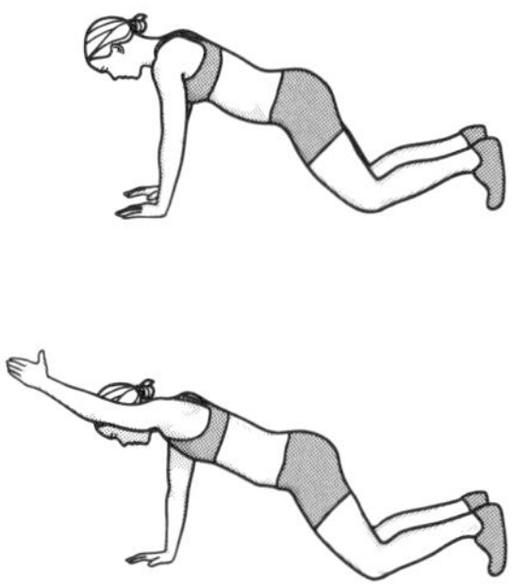

E Liegende Rumpfrotation mit gestreckten Beinen

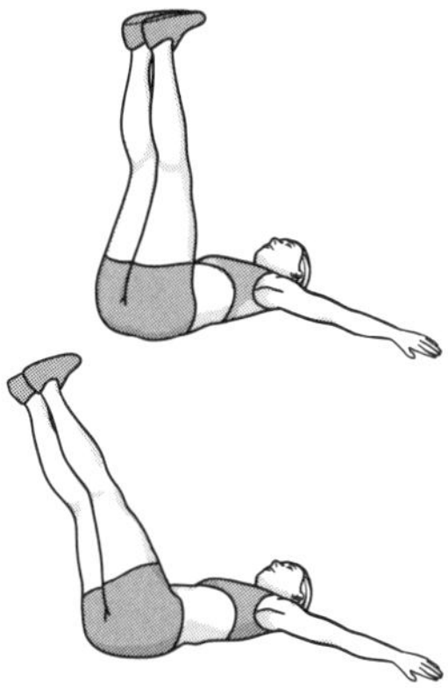

F Käfer

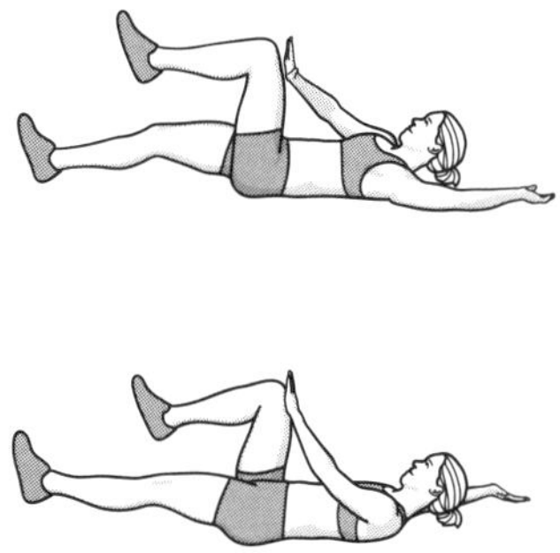

G Bergsteiger im Stütz

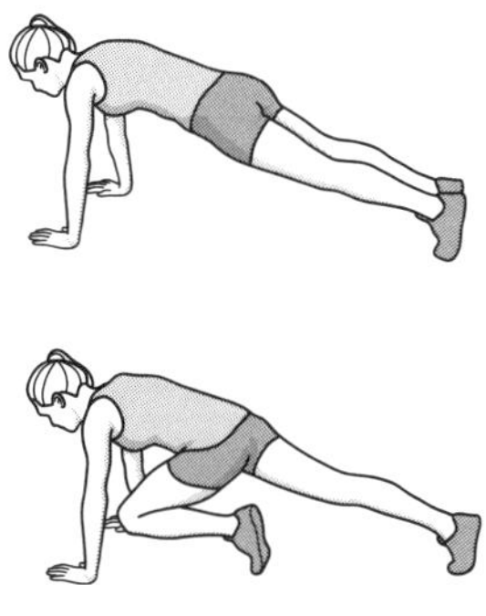

H Beckenlift

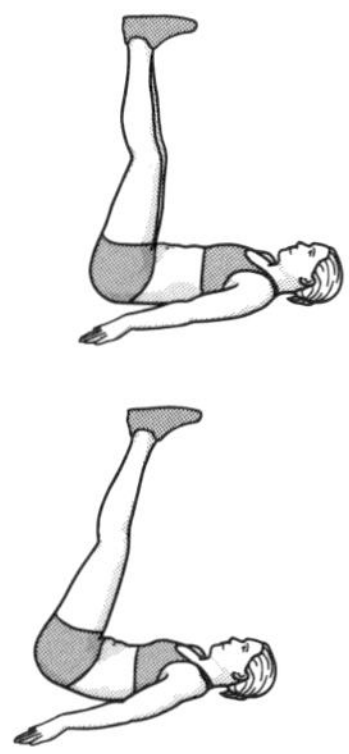

I Zweipunktstütz

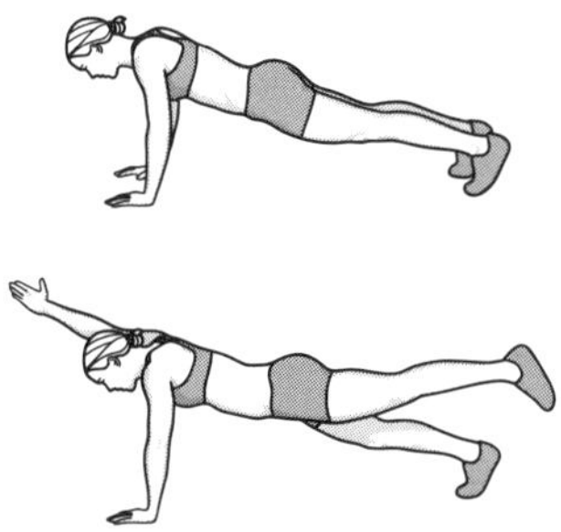

6 Sixpack Challenge 3

1 2 3

Benötigte Hilfsmittel: keine

Das ultimative Sixpack-Workout. Nimmst du die Challenge an? Wenn du schon lange keinen Muskelkater mehr in der Bauchmuskulatur hattest, dann werden diese sechs Übungen mit Sicherheit dafür sorgen, dass die Erinnerung daran wieder wach wird.

Tag	Übungen	Belastungszeit in Sek.	Belastungspause in Sek.	Sätze
1	BAED	30	20	2
2	CFEA	30	20	2
3	ACEFDB	30	20	1
4	20 Min. Ausdauer deiner Wahl			
5	CFEA	30	15	2
6	ACEFDB	20	20	2
7	BAED	30	15	2
8	Pause			
9	BAED	35	20	2
10	ACEFDB	25	20	2
11	30 Min. Ausdauer deiner Wahl			
12	CFEA	40	25	2
13	BAED	40	25	2
14	ACEFDB	30	20	2
15	Pause			
16	ACEFDB	35	20	2
17	CFEA	30	20	3
18	BAED	40	20	2
19	ACEFDB	30	25	3
20	30 Min. Ausdauer deiner Wahl			
21	BAED	45	25	2
22	CFEA	35	20	3
23	ACEFDB	35	25	3
24	Pause			
25	CFEA	40	20	3
26	ACEFDB	45	30	3
27	40 Min. Ausdauer deiner Wahl			
28	BAED	50	25	2
29	ACEFDB	45	25	3
30	CFEA	30	20	4

A Dynamischer Seitstütz

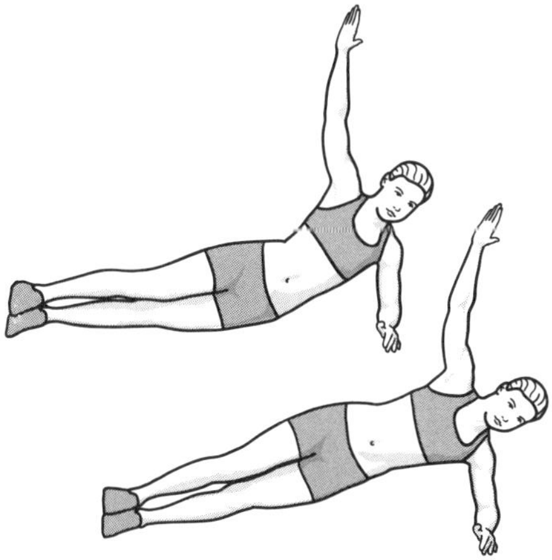

B Unterarmstütz

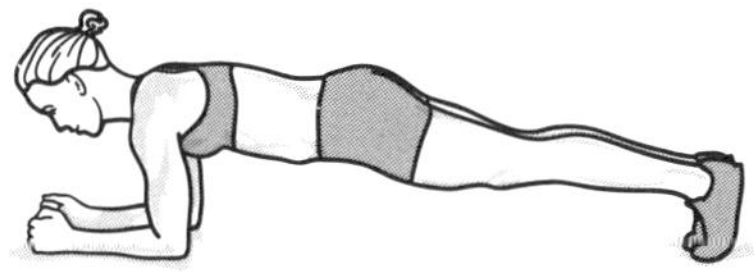

C Diagonaler Crunch mit Beinanziehen

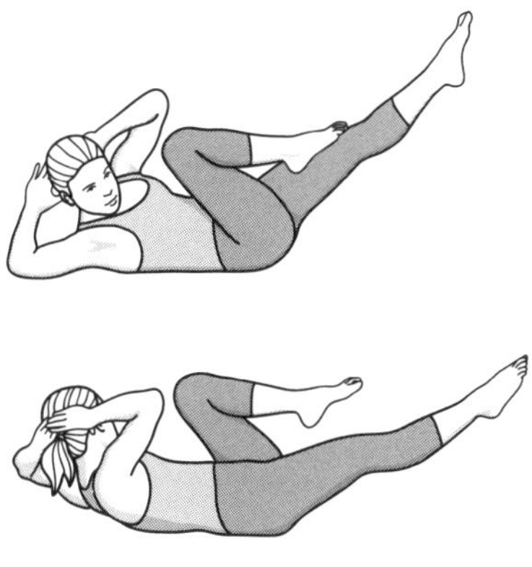

D Klappmesser

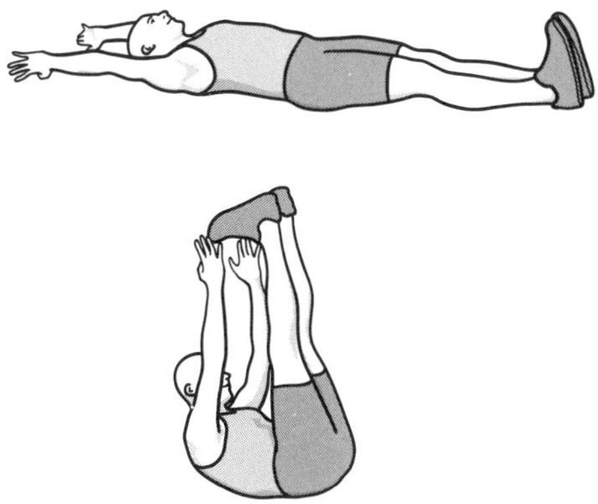

E Umgekehrter Stütz

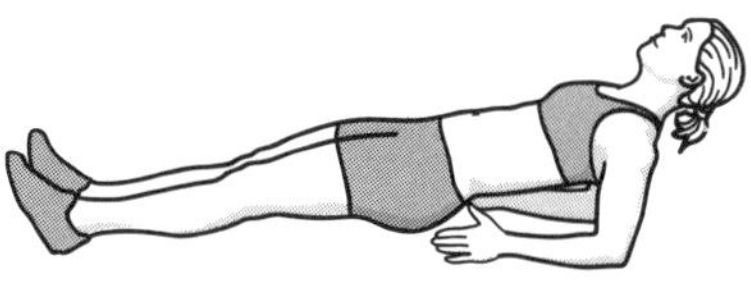

F T-Stand

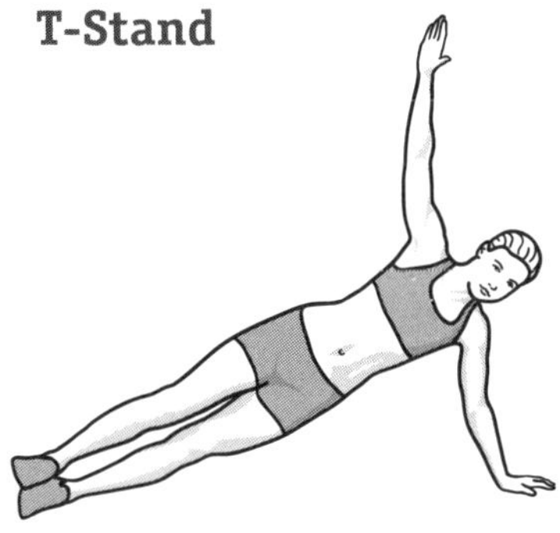

7 Bauch-Beine-Po-Challenge 1

1 2 3

Benötigte Hilfsmittel: keine

Die Bauch-Beine-Po-Kurse im Fitnessstudio haben dir nicht das gegeben, was du wolltest? Dann geht es mit diesen sieben Übungen jetzt richtig los!

Tag	Übungen	Belastungszeit in Sek.	Belastungspause in Sek.	Sätze
1	ECAFB	20	20	2
2	FGABD	20	20	2
3	CDAB	20	20	2
4	EGF	30	20	2
5	FGABD	30	20	1
6	15 Min. Ausdauer deiner Wahl			
7	ECAFB	25	20	2
8	CDAB	25	15	2
9	FGABD	25	20	2
10	Pause			
11	FGABD	30	20	2
12	ECAFB	35	20	2
13	EGF	40	20	2
14	EAGBCDF	30	15	1
15	20 Min. Ausdauer deiner Wahl			
16	EAGBCDF	25	20	2
17	CDAB	30	20	2
18	FGABD	20	20	3
19	Pause			
20	EAGBCDF	30	20	2
21	EGF	30	20	3
22	ECAFB	30	20	2
23	CDAB	30	15	2
24	25 Min. Ausdauer deiner Wahl			
25	EAGBCDF	35	20	2
26	CDAB	30	20	3
27	FGABD	25	20	3
28	Pause			
29	ECAFB	40	20	2
30	EAGBCDF	30	20	3

A Crunch

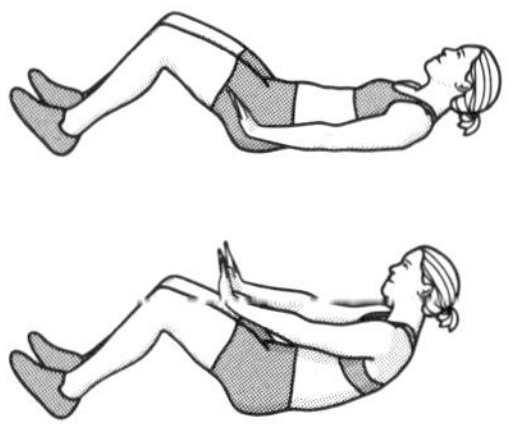

B Seitstütz

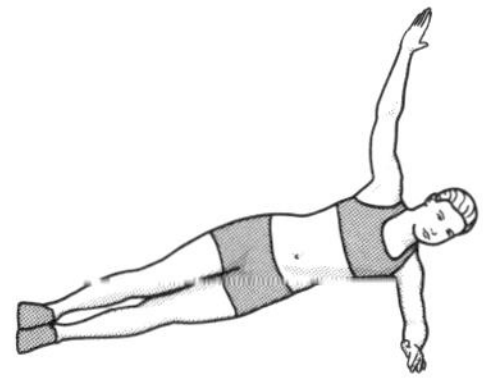

C Vierfüßlerstand mit angehobenen Knien

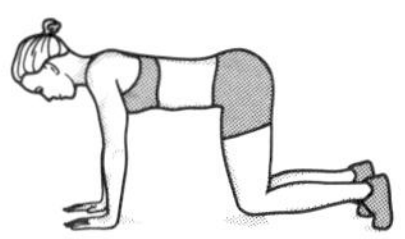

D Liegende Rumpfrotation mit angewinkelten Beinen

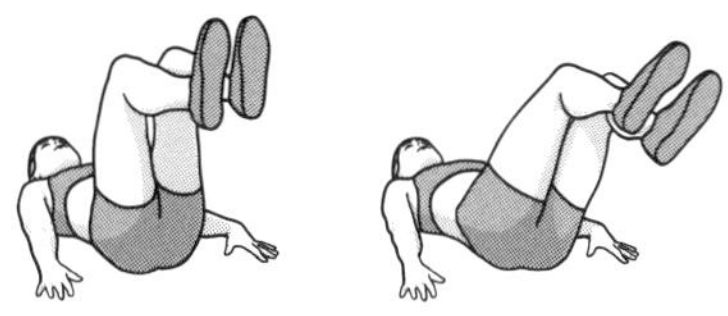

E Kniebeuge

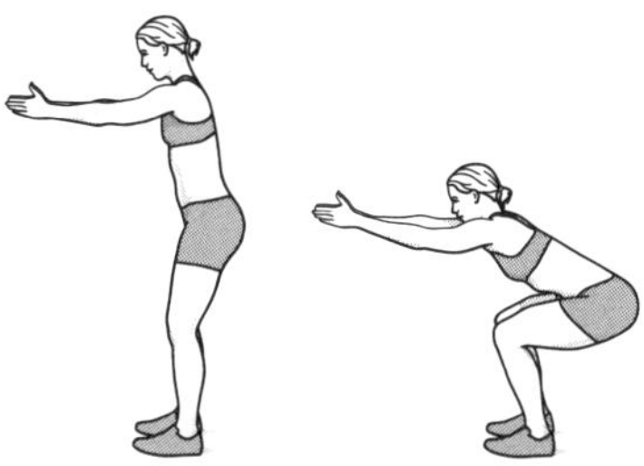

F Ausfallschritt

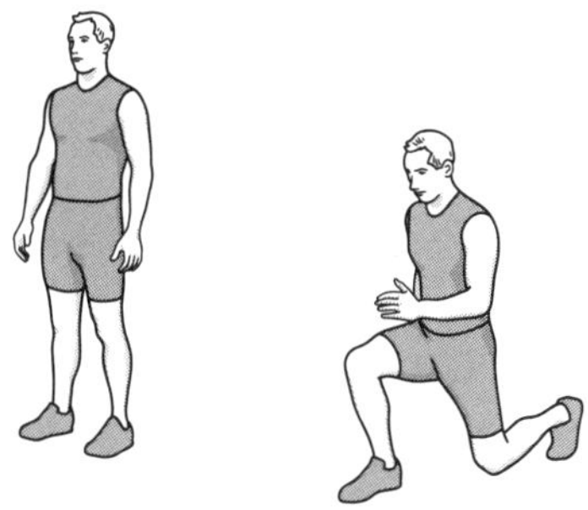

G Beckenheben

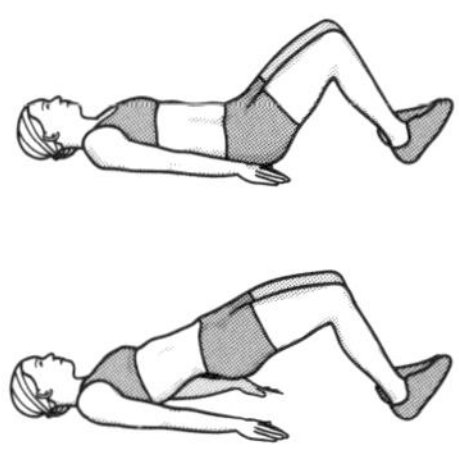

8 Bauch-Beine-Po-Challenge 2

1 2 3

Benötigte Hilfsmittel: stabile Box oder Kiste

Die Jeans soll wieder perfekt sitzen? Dann ist das in den nächsten 30 Tagen deine Challenge! Es werden alle drei »Problemzonen« angesprochen – und du steigerst zusätzlich deine Fitness.

Tag	Übungen	Belastungszeit in Sek.	Belastungspause in Sek.	Sätze
1	FECGDA	30	20	1
2	BFCH	20	20	2
3	FECGDA	30	30	2
4	BFCH	20	20	2
5	20 Min. Ausdauer deiner Wahl			
6	FECGDA	30	25	2
7	BCFEHDG	30	20	1
8	Pause			
9	BCFEHDG	20	20	2
10	FECGDA	30	20	2
11	GFAC	30	20	2
12	BCFEHDG	25	20	2
13	25 Min. Ausdauer deiner Wahl			
14	FECGDA	20	20	3
15	BFCH	25	20	2
16	GFAC	35	20	2
17	Pause			
18	BCFEHDG	30	20	2
19	GFAC	40	25	2
20	BCFEHDG	30	20	2
21	FECGDA	25	20	3
22	30 Min. Ausdauer deiner Wahl			
23	FECGDA	40	20	2
24	BFCH	30	20	2
25	GFAC	40	20	2
26	BCFEHDG	35	20	2
27	Pause			
28	40 Min. Ausdauer deiner Wahl			
29	FECGDA	45	20	2
30	BCFEHDG	40	20	2

A Beinheben im Vierfüßlerstand

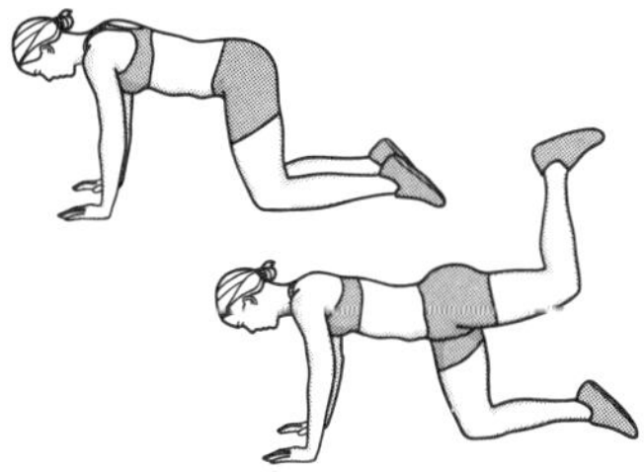

B Boxsprung

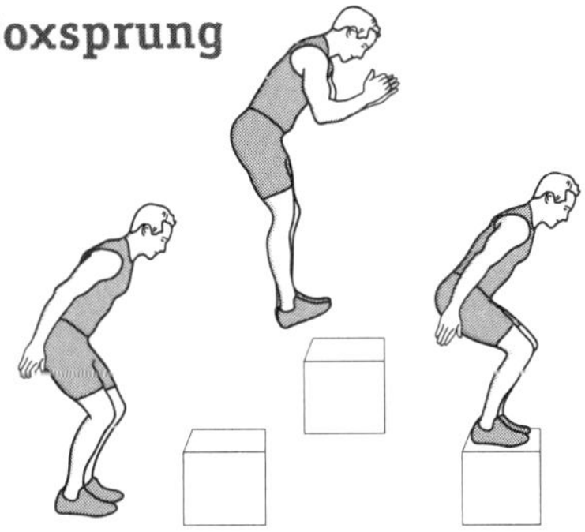

C Dynamischer Seitstütz mit Beinabduktion

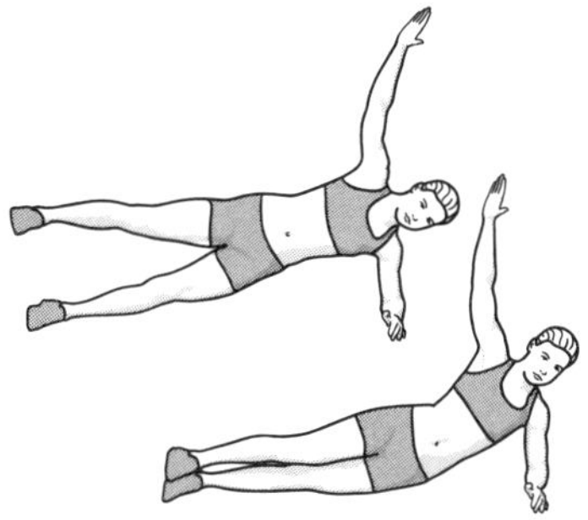

D Käfer

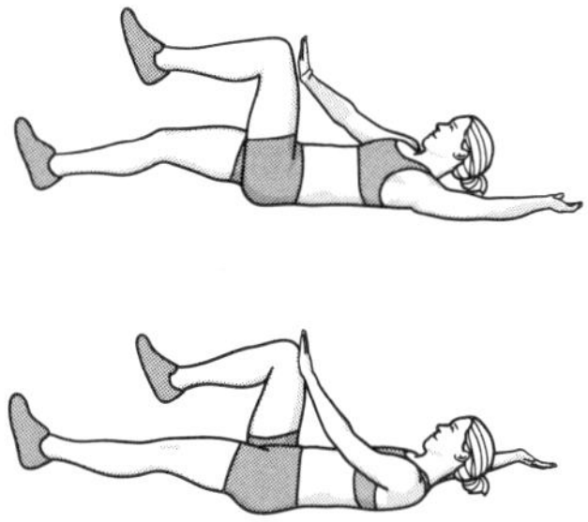

E Diagonaler Crunch

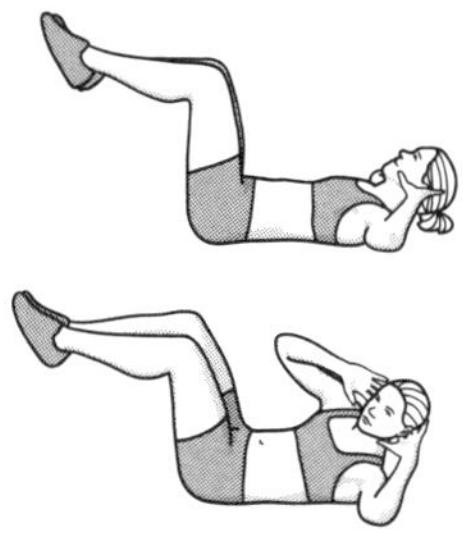

F Unterarmstütz mit wechselndem Beinanheben

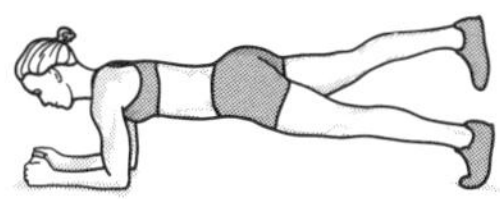

G Erhöhter Ausfallschritt

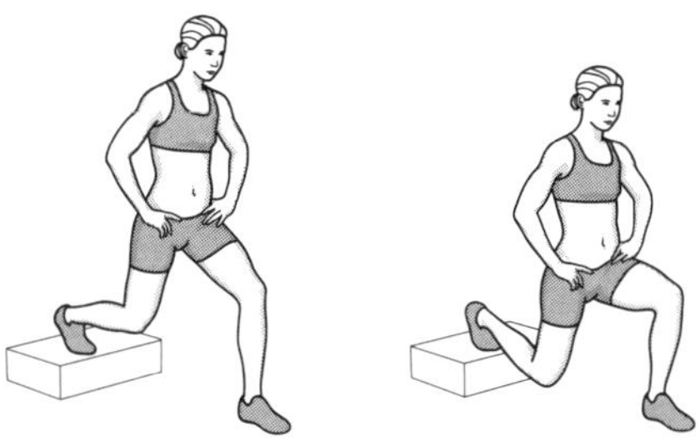

H Kniebeugensprung

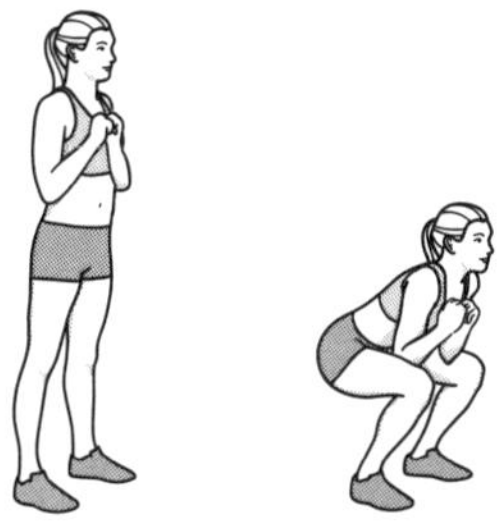

9 Knack-Po-Challenge 1

❶ ② ③

Benötigte Hilfsmittel: keine

Egal, was dich antreibt – das ist dein direkter Weg zu einem knackigen Po! Diese sechs Übungen werden mit Ausdauertraining kombiniert. Das ist abwechslungsreich und richtig effektiv.

Tag	Übungen	Belastungszeit in Sek.	Belastungspause in Sek.	Sätze
1	ADE	30	15	2
2	CDBEFA	30	20	1
3	CDBEFA	20	20	2
4	ADE	30	15	2
5	15 Min. Ausdauer deiner Wahl			
6	CDBEFA	30	15	1
7	ADE	30	10	2
8	CDBEFA	20	15	2
9	Pause			
10	CDBEFA	30	20	2
11	ADE	20	15	3
12	CDBEFA	40	10	1
13	20 Min. Ausdauer deiner Wahl			
14	CDBEFA	30	15	2
15	ADE	20	10	3
16	CDBEFA	45	10	1
17	Pause			
18	CDBEFA	50	10	1
19	ADE	30	20	3
20	CDBEFA	40	20	2
21	25 Min. Ausdauer deiner Wahl			
22	CDBEFA	60	10	1
23	ADE	30	30	4
24	CDBEFA	20	20	3
25	Pause			
26	ADE	30	20	4
27	CDBEFA	30	20	3
28	30 Min. Ausdauer deiner Wahl			
29	ADE	30	10	4
30	CDBEFA	30	10	3

A Kniebeuge

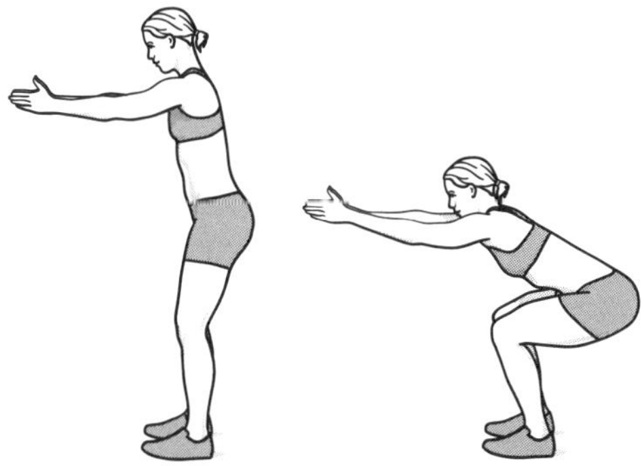

B Beinheben im Vierfüßlerstand

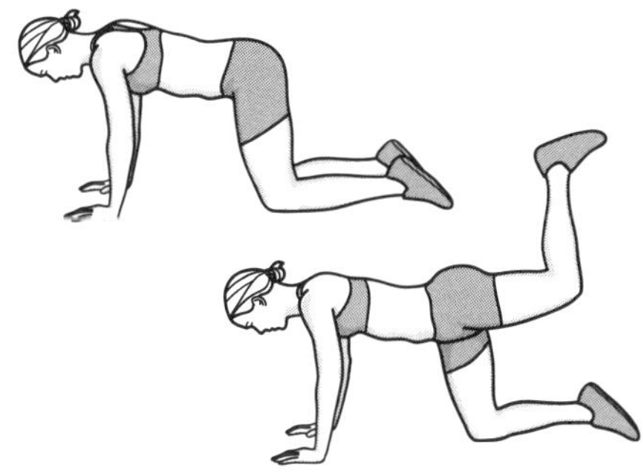

C Scherensprung

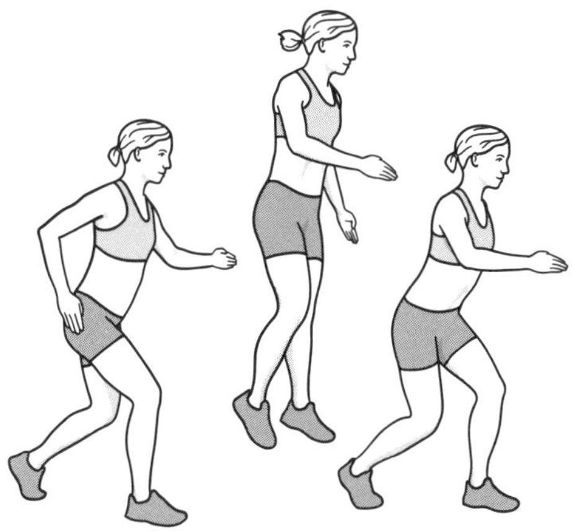

D Ausfallschritt

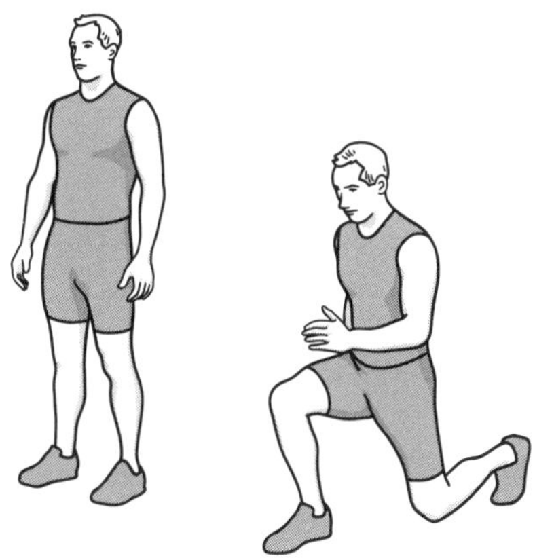

E Beckenheben

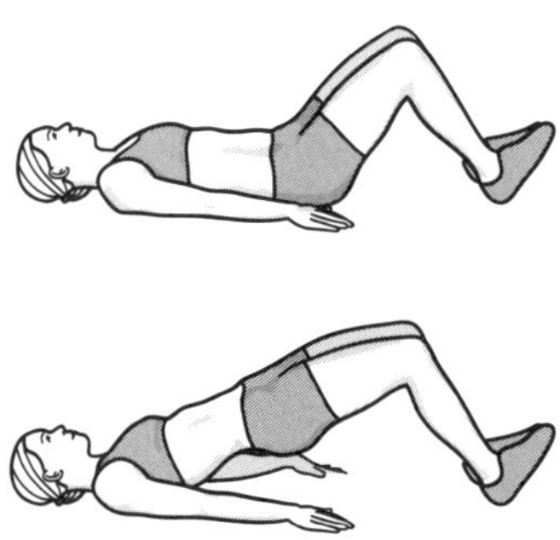

F Beinabduktion im Seitstütz mit abgelegtem Knie

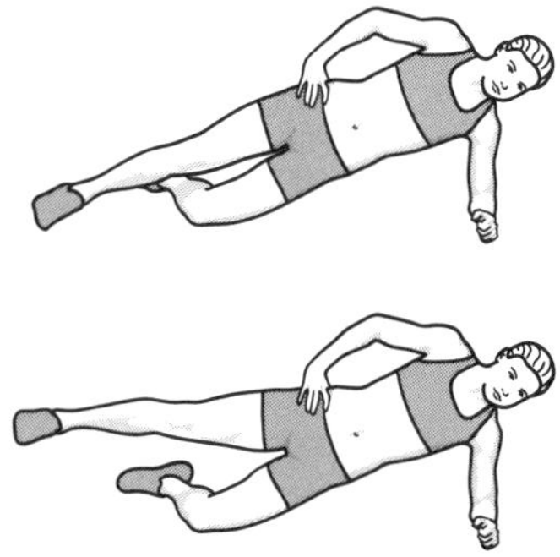

10 Knack-Po-Challenge 2

1 **2** 3

Benötigte Hilfsmittel: stabile Box oder Kiste

Kneif dich heute und in 30 Tagen in den Po. Lass die Ergebnisse für sich sprechen! Du brauchst dafür keine professionellen Geräte, nur eine stabile Box oder Kiste. Der Rücken profitiert nebenbei auch davon.

Tag	Übungen	Belastungszeit in Sek.	Belastungspause in Sek.	Sätze
1	CBE	30	20	2
2	ADF	30	30	1
3	AEFBDC	30	30	1
4	15 Min. Ausdauer deiner Wahl			
5	AEFBDC	30	20	1
6	CBE	30	15	2
7	Pause			
8	AEFBDC	30	15	1
9	CBE	30	10	2
10	ADF	30	10	1
11	20 Min. Ausdauer deiner Wahl			
12	AEFBDC	30	30	2
13	CBE	30	20	3
14	ADF	30	20	2
15	Pause			
16	AEFBDC	30	20	2
17	CBE	35	20	3
18	AEFBDC	35	20	2
19	ADF	30	15	2
20	25 Min. Ausdauer deiner Wahl			
21	AEFBDC	40	30	2
22	CBE	40	30	3
23	ADF	30	10	2
24	Pause			
25	AEFBDC	40	20	2
26	CBE	40	20	3
27	ADF	30	30	3
28	30 Min. Ausdauer deiner Wahl			
29	Pause			
30	AEFBDC	30	30	3

A Boxsprung

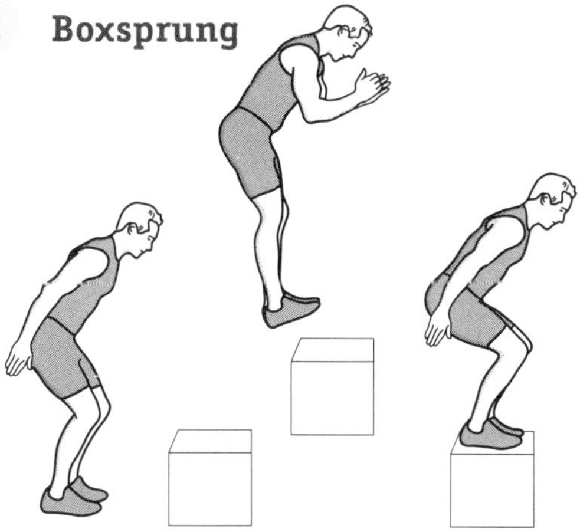

B Einbeiniges Beckenheben

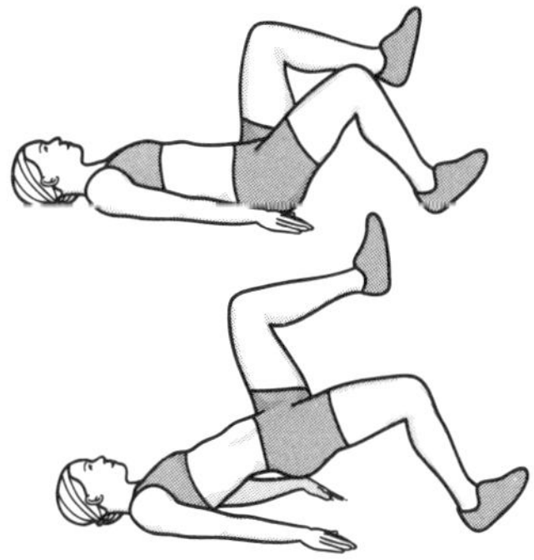

C Erhöhter Ausfallschritt

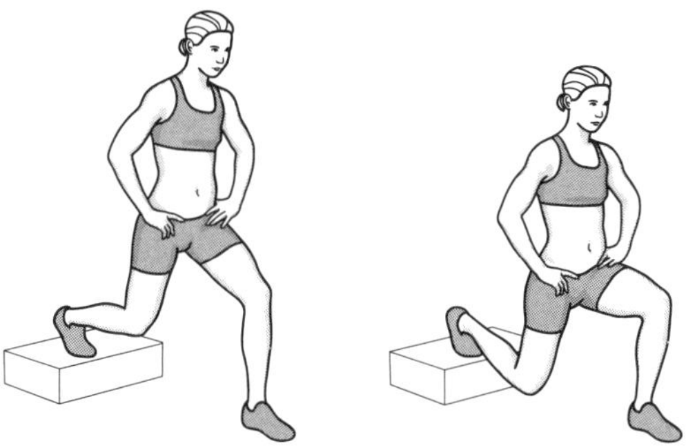

D Ausfallschrittsprung

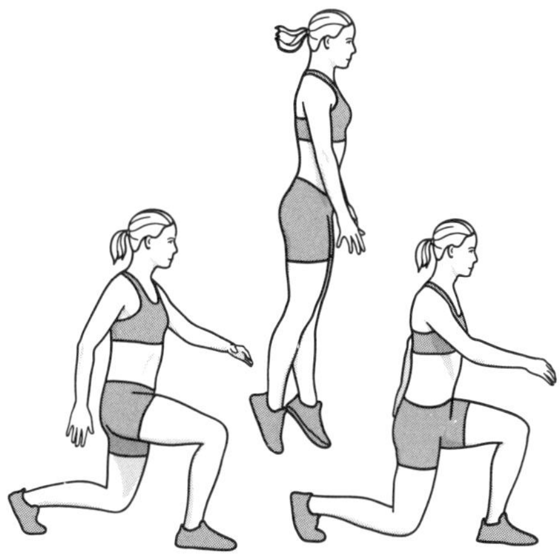

E Dynamischer Seitstütz mit Beinabduktion

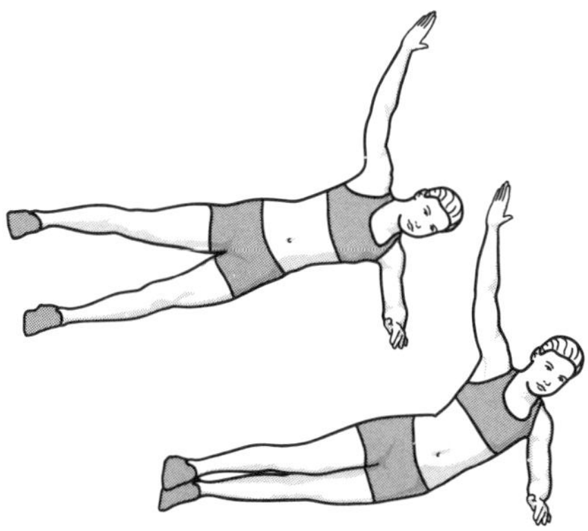

F Kniebeugensprung

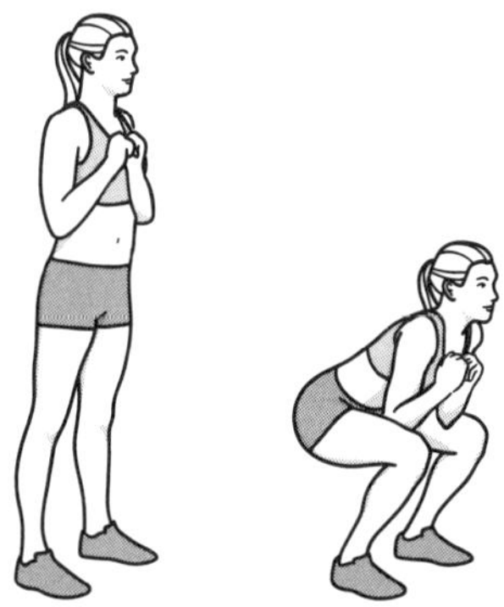

11 Sexy-Arme-Challenge 1

❶ ② ③

Benötigte Hilfsmittel: Miniband, Tisch

Schluss mit den berühmten Winke-Armen! Das Training von Bizeps und Trizeps wird wieder die gewünschte Spannung zurückbringen.

Tag	Übungen	Belastungszeit in Sek.	Belastungspause in Sek.	Sätze
1	AB	30	15	2
2	CD	20	20	2
3	ACBD	20	20	2
4		Pause		
5	AB	30	20	3
6	CD	20	15	2
7	ACBD	30	10	1
8		Pause		
9	ACBD	25	20	2
10	CD	20	10	2
11	ACBD	25	20	2
12	AB	35	20	2
13		Pause		
14	ACBD	25	20	2
15	CD	30	20	2
16	ACBD	35	15	1
17	AB	30	15	3
18		Pause		
19	ACBD	40	20	1
20	CD	30	15	2
21	ACBD	20	20	3
22	AB	30	10	3
23		Pause		
24	AB	30	5	3
25	CD	30	10	2
26	ACBD	40	10	1
27		Pause		
28	ACBD	25	20	3
29	AB	35	5	3
30	ACBD	30	20	3

A Einarmiger Bizeps-Curl

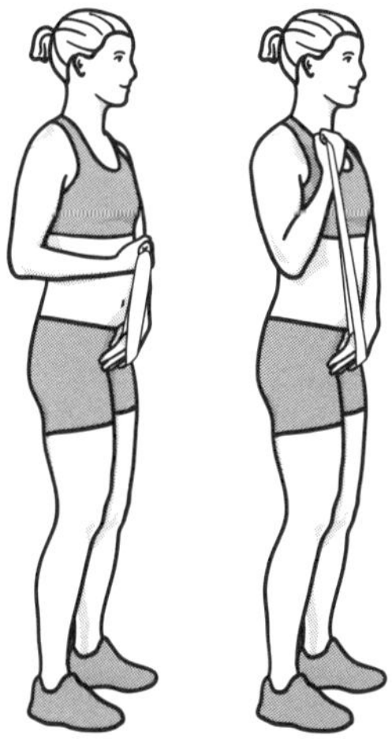

B Einarmiges Trizepsdrücken

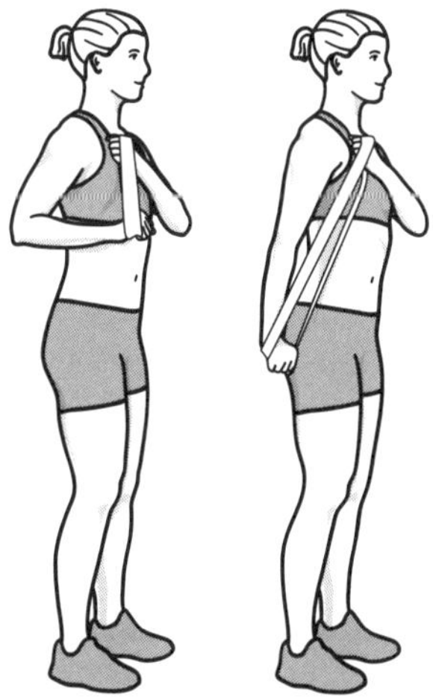

C Liegestütz mit abgelegten Knien

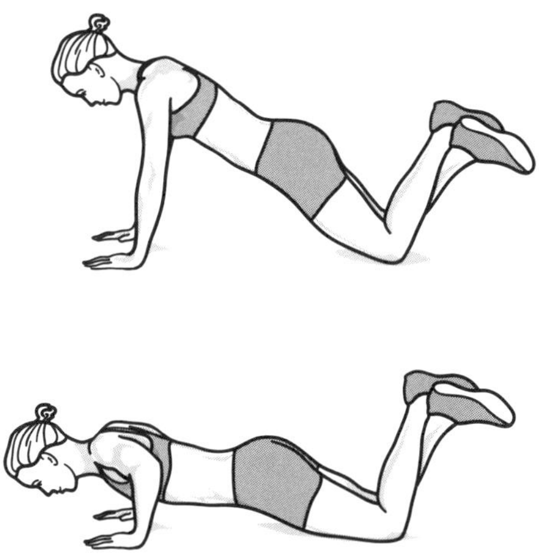

D Umgekehrtes Rudern am Tisch

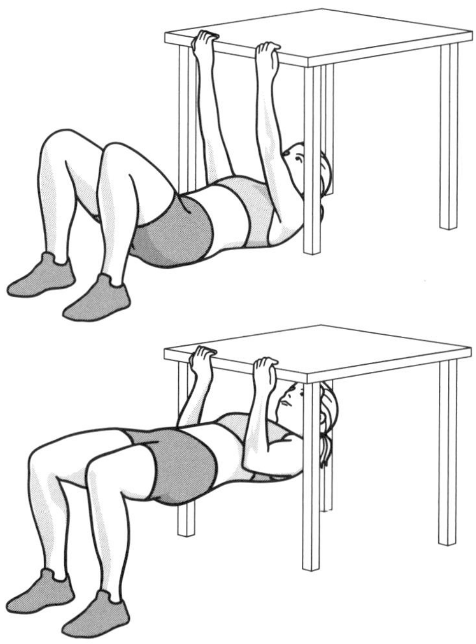

12 Sexy-Arme-Challenge 2

1 2 3

Benötigte Hilfsmittel: 2 Kurzhanteln, Zusatzgewicht (z. B. Getränkekiste)

Schön definierte Arme sind dein Ziel? Hier kommt eine Steigerung von Challenge 1. Das Ergebnis deines Trainings ist bei der Armmuskulatur besonders schnell zu erkennen.

Tag	Übungen	Belastungszeit in Sek.	Belastungspause in Sek.	Sätze
1	ACDE	30	20	1
2	DE	20	20	2
3	ACB	20	20	2
4		Pause		
5	ACDE	20	20	2
6	DE	20	15	2
7	ACB	20	15	2
8	ACDE	25	20	2
9		Pause		
10	DE	20	10	2
11	ACDE	25	20	2
12	ACB	25	20	2
13	ACDE	25	15	2
14		Pause		
15	DE	20	20	3
16	ACDE	25	15	2
17	ACB	20	20	3
18	ACDE	35	10	1
19		Pause		
20	ACDE	30	30	2
21	DE	25	20	3
22	ACDE	40	10	1
23	ACB	25	20	3
24		Pause		
25	ACDE	30	20	2
26	DE	20	20	4
27	ACB	20	30	4
28		Pause		
29	ACDE	45	10	1
30	ACDE	25	25	3

A Liegestütz

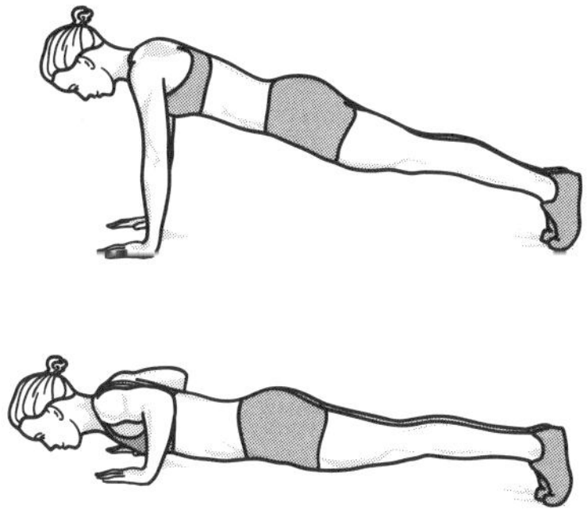

B Dip

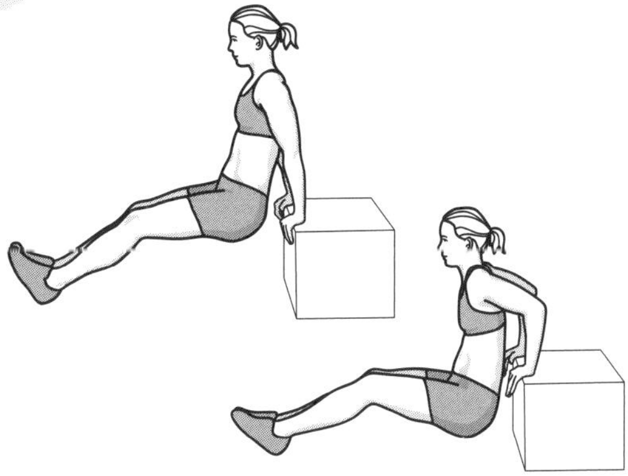

C Rudern

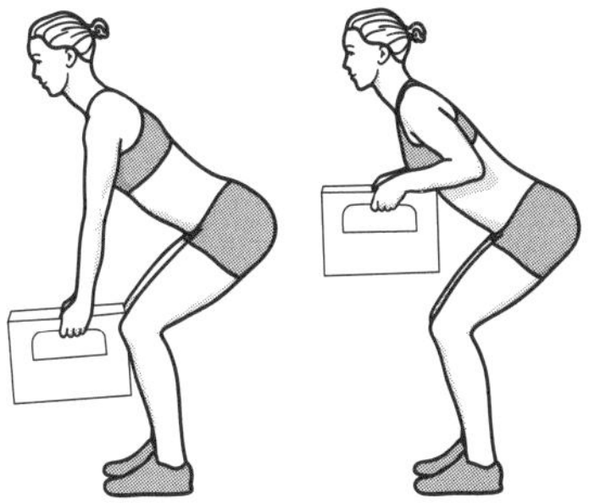

D Trizepsdrücken über Kopf

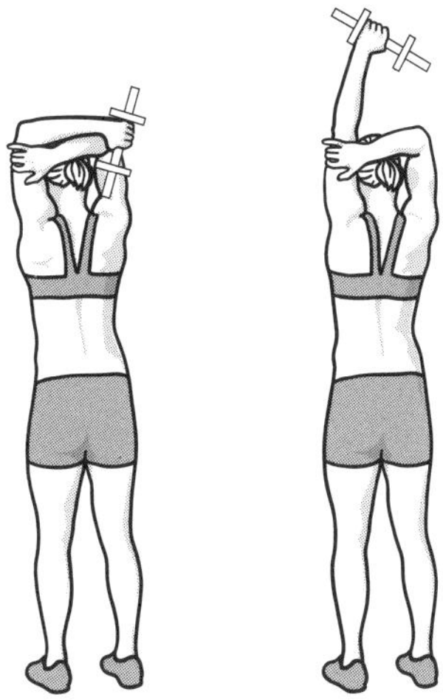

E Bizeps-Curl

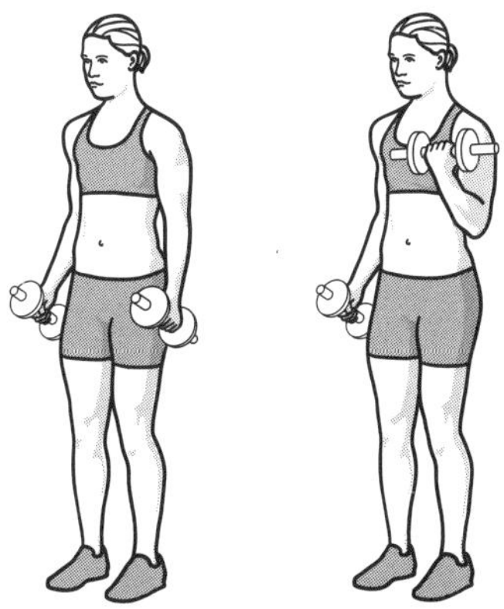

13 Push and Pull Challenge

❶ ② ③

Benötigte Hilfsmittel: Gymnastikband, Zusatzgewicht (z. B. Getränkekiste), Tisch, Erhöhung (z. B. Stuhl, Bank, Couchtisch)

Druck und Zug – das Motto dieser Challenge. Die Oberkörpervorderseite wird mit Übungen trainiert, bei denen du dich wegdrückst. Beim Training der Rückseite ziehst du dich nach oben oder du ziehst etwas zu dir heran. So simpel kann Oberkörpertraining sein!

Tag	Übungen	Belastungszeit in Sek.	Belastungspause in Sek.	Sätze
1	AD	20	20	2
2	BE	20	20	2
3	AD	20	20	3
4	BE	20	20	3
5	Pause			
6	BE	30	20	2
7	AD	30	20	2
8	BE	30	20	2
9	AD	30	20	2
10	Pause			
11	AD	30	20	3
12	BE	30	20	3
13	CF	20	30	2
14	AEBD	30	20	2
15	Pause			
16	CF	20	30	2
17	AD	20	20	4
18	BE	20	20	4
19	AEBD	20	20	3
20	Pause			
21	CF	20	20	2
22	AD	30	20	4
23	BE	30	20	4
24	Pause			
25	AEBD	30	20	3
26	CF	30	30	2
27	AD	30	10	4
28	BE	30	10	4
29	Pause			
30	CF	20	20	3

A Liegestütz mit abgelegten Knien

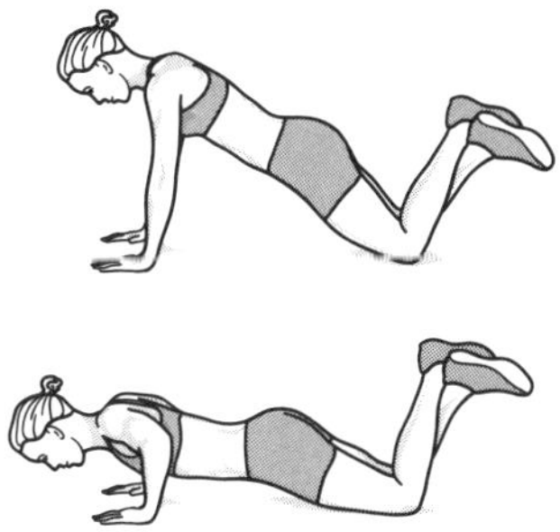

B Erhöhter Liegestütz

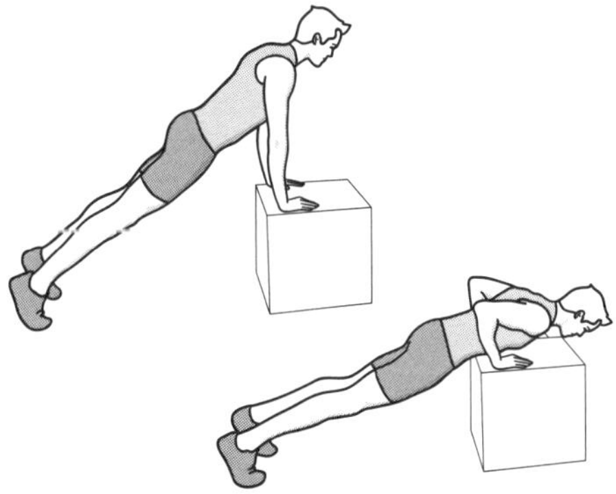

C Liegestütz

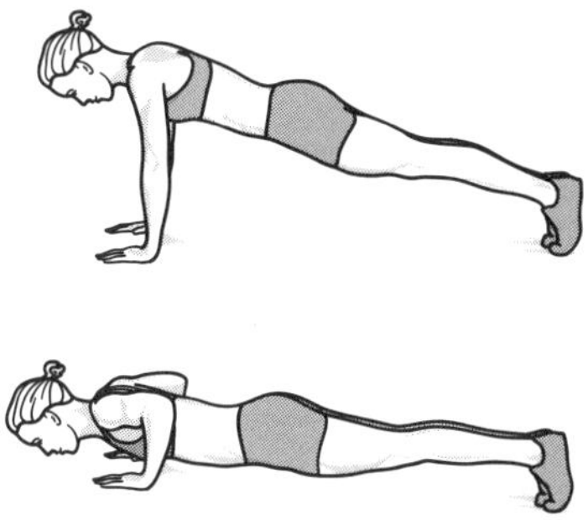

D Vorgebeugtes Rudern mit Gymnastikband

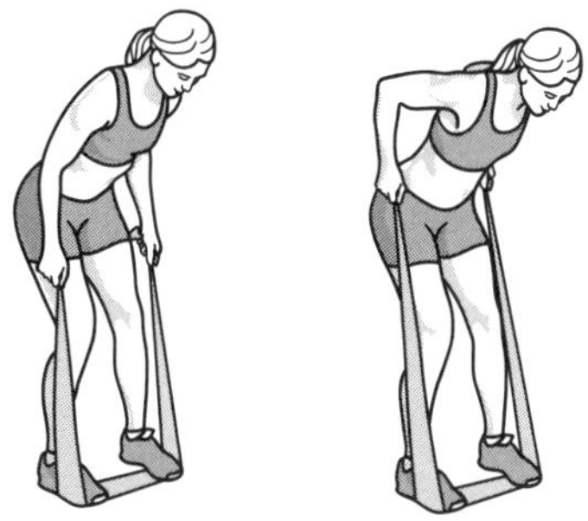

E Rudern

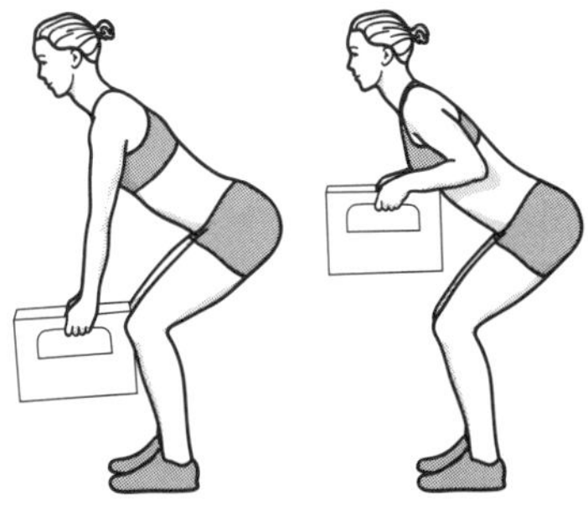

F Umgekehrtes Rudern am Tisch

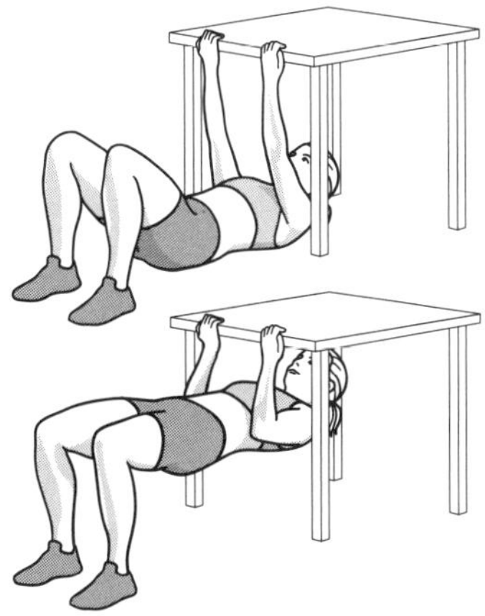

14 Mein erster Klimmzug

❶ ② ③

Benötigte Hilfsmittel: Klimmzugstange oder Ast (wenn du im Freien trainierst)

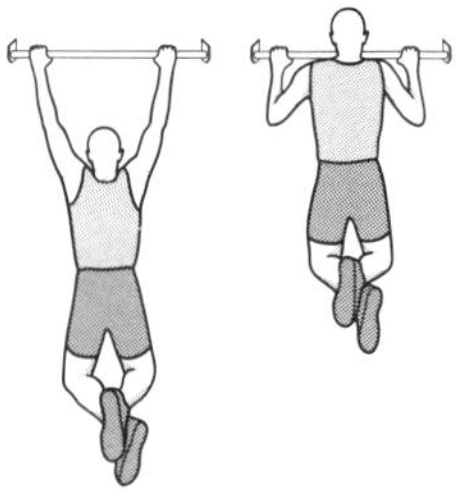

Du wolltest schon immer den perfekten Klimmzug beherrschen? Dann ist das deine Challenge! Der Weg zum ersten Klimmzug führt über das langsame Ablassen aus der obersten Position, die sogenannte exzentrische Phase. Stell dich auf einen Stuhl oder eine Erhöhung, um die höchste Position des Klimmzugs einzunehmen, und lass dich dann in der vorgegebenen Zeit langsam und kontrolliert ab.

Tag 1	Tag 2	Tag 3	Tag 4	Tag 5
5 x 5 Sek. exzentrisch (Satzpause 1 Min.)	Pause	3 x 8 Sek. exzentrisch (Satzpause 1 Min.)	1 x 10 Sek. exzentrisch	Pause
Tag 6	**Tag 7**	**Tag 8**	**Tag 9**	**Tag 10**
4 x 8 Sek. exzentrisch (Satzpause 1,5 Min.)	Pause	3 x 10 Sek. exzentrisch (Satzpause 1,5 Min.)	1 x 12 Sek. exzentrisch	Pause
Tag 11	**Tag 12**	**Tag 13**	**Tag 14**	**Tag 15**
Pause	5 x 10 Sek. exzentrisch (Satzpause 1,5 Min.)	1 x 15 Sek. exzentrisch	Pause	3 x 15 Sek. exzentrisch (Satzpause 2 Min.)
Tag 16	**Tag 17**	**Tag 18**	**Tag 19**	**Tag 20**
Pause	2 x 20 Sek. exzentrisch (Satzpause 3 Min.)	Pause	2 x 20 Sek. exzentrisch (Satzpause 3 Min.)	1 x 25 Sek. exzentrisch
Tag 21	**Tag 22**	**Tag 23**	**Tag 24**	**Tag 25**
Pause	Pause	3 x 20 Sek. exzentrisch (Satzpause 3 Min.)	Pause	2 x 25 Sek. exzentrisch (Satzpause 3 Min.)
Tag 26	**Tag 27**	**Tag 28**	**Tag 29**	**Tag 30**
Pause	2 x 30 Sek. exzentrisch (Satzpause 3 Min.)	Pause	Pause	mein 1. Klimmzug (vielleicht auch 2)

15 Klimmzug-Challenge

Benötigte Hilfsmittel: Klimmzugstange oder Ast (wenn du im Freien trainierst)

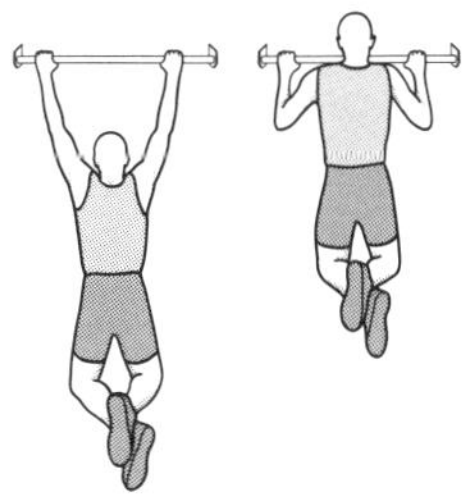

Fünf Klimmzüge sind für dich kein Problem mehr? Dann sorgen hier unterschiedliche Griffpositionen für Abwechslung, mit der du sicher die Wiederholungszahl steigern kannst. Die Griffvarianten sind: schulterbreiter Obergriff (Handflächen zeigen von dir weg), mehr als schulterbreiter Obergriff, schulterbreiter Untergriff (Handflächen zeigen zu dir) und enger Untergriff (eine Handbreit Abstand zwischen den Händen). Führe die angegebene Wiederholungszahl möglichst ohne Absetzen durch. Zwischen den einzelnen Sätzen kannst du 2 bis 3 Minuten Pause einlegen.

Tag 1	Tag 2	Tag 3	Tag 4	Tag 5
5 Wdh. schulterbreiter Obergriff	3 x 4 Wdh schulterbreiter Untergriff	Pause	2 x 3 Wdh. mehr als schulterbreiter Obergriff	5 Wdh. schulterbreiter Obergriff + 5 Wdh. enger Untergriff
Tag 6	**Tag 7**	**Tag 8**	**Tag 9**	**Tag 10**
Pause	2 x 5 Wdh. schulterbreiter Obergriff	3 x 5 Wdh. schulterbreiter Untergriff	Pause	7 Wdh. schulterbreiter Obergriff
Tag 11	**Tag 12**	**Tag 13**	**Tag 14**	**Tag 15**
7 Wdh. schulterbreiter Untergriff + 7 Wdh. enger Untergriff	Pause	2 x 6 Wdh. schulterbreiter Obergriff	3 x 7 Wdh. enger Untergriff	Pause
Tag 16	**Tag 17**	**Tag 18**	**Tag 19**	**Tag 20**
7 Wdh. schulterbreiter Obergriff	3 x 3 Wdh. mehr als schulterbreiter Obergriff	Pause	3 x 7 Wdh. schulterbreiter Untergriff	2 x 6 Wdh. schulterbreiter Obergriff
Tag 21	**Tag 22**	**Tag 23**	**Tag 24**	**Tag 25**
Pause	8 Wdh. schulterbreiter Untergriff + 8 Wdh. enger Untergriff	8 Wdh. schulterbreiter Obergriff	Pause	2 x 7 Wdh. schulterbreiter Obergriff
Tag 26	**Tag 27**	**Tag 28**	**Tag 29**	**Tag 30**
3 x 8 Wdh. enger Untergriff	Pause	2 x 8 Wdh. schulterbreiter Obergriff	Pause	10 Wdh. schulterbreiter Obergriff

16 50 Push Up Challenge

Benötigte Hilfsmittel: keine

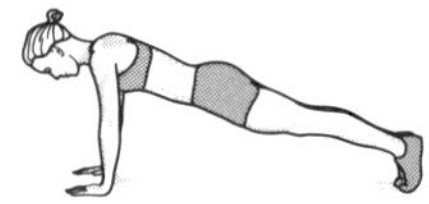

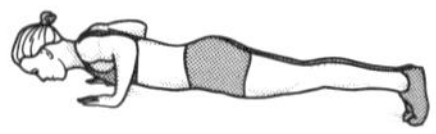

Der Liegestütz ist eine der Grundübungen. Deine Ziel ist, am Ende der Challenge 50 Wiederholungen zu schaffen – egal, ob am Stück oder geteilt. Splitte deshalb die Wiederholungszahl über den Tag verteilt auf und versuche, Richtung Tag 30 immer mehr Push-ups hintereinander zu schaffen. Alle, die noch nicht so fit sind, können mit abgelegten Knien (Seite 97) beginnen oder die beiden Push-up-Varianten im Wechsel durchführen.

Tag 1	Tag 2	Tag 3	Tag 4	Tag 5
25	25	25	25	25
Tag 6	**Tag 7**	**Tag 8**	**Tag 9**	**Tag 10**
25	25	25	25	25
Tag 11	**Tag 12**	**Tag 13**	**Tag 14**	**Tag 15**
25	25	25	25	25
Tag 16	**Tag 17**	**Tag 18**	**Tag 19**	**Tag 20**
50	50	50	50	50
Tag 21	**Tag 22**	**Tag 23**	**Tag 24**	**Tag 25**
50	50	50	50	50
Tag 26	**Tag 27**	**Tag 28**	**Tag 29**	**Tag 30**
50	50	50	50	50

17 100 Jumping Jack Challenge

1 2 3

Benötigte Hilfsmittel: keine

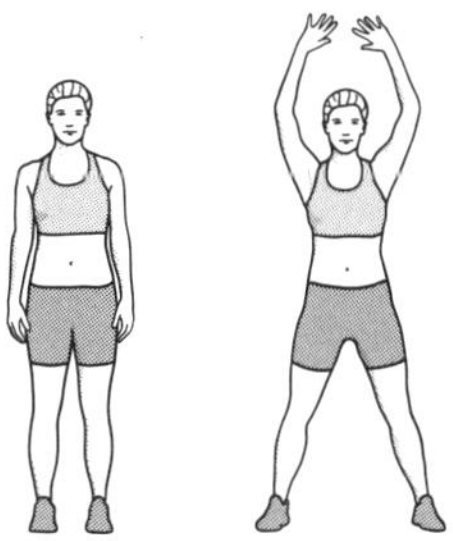

Ziel dieser Challenge: Am Ende müssen 100 Jumping Jacks (Hampelmänner) stehen – vielleicht sogar am Stück! Eine Übung, mit der du eventuell das letzte Mal beim Schulsport Kontakt hattest. Dabei ist sie unglaublich wirksam. Splitte die Anzahl auf, verteile sie über den Tag, aber fordere dich!

Tag 1	Tag 2	Tag 3	Tag 4	Tag 5
50	50	50	50	50
Tag 6	**Tag 7**	**Tag 8**	**Tag 9**	**Tag 10**
50	50	50	50	50
Tag 11	**Tag 12**	**Tag 13**	**Tag 14**	**Tag 15**
50	50	50	50	50
Tag 16	**Tag 17**	**Tag 18**	**Tag 19**	**Tag 20**
100	100	100	100	100
Tag 21	**Tag 22**	**Tag 23**	**Tag 24**	**Tag 25**
100	100	100	100	100
Tag 26	**Tag 27**	**Tag 28**	**Tag 29**	**Tag 30**
100	100	100	100	100

18 50 Burpee Challenge

1 2 **3**

Benötigte Hilfsmittel: keine

Kaum eine Muskelpartie, die der Burpee (Liegestützstrecksprung) nicht fordert. Zusätzlich kommt das Herz-Kreislauf-System bei dieser Übungsabfolge ganz schön in Schwung. In den ersten 15 Tagen führst du 25 Wiederholungen aus. Verteile die Burpees über den Tag, aber am Ende steht die 50 – vielleicht sogar am Stück! Da der Burpee einen Push-up enthält, kannst du gern mit abgelegten Knien starten, aber reduziere nach und nach die Wiederholungszahl dieser Variante.

Tag 1	Tag 2	Tag 3	Tag 4	Tag 5
25	25	25	25	25
Tag 6	**Tag 7**	**Tag 8**	**Tag 9**	**Tag 10**
25	25	25	25	25
Tag 11	**Tag 12**	**Tag 13**	**Tag 14**	**Tag 15**
25	25	25	25	25
Tag 16	**Tag 17**	**Tag 18**	**Tag 19**	**Tag 20**
50	50	50	50	50
Tag 21	**Tag 22**	**Tag 23**	**Tag 24**	**Tag 25**
50	50	50	50	50
Tag 26	**Tag 27**	**Tag 28**	**Tag 29**	**Tag 30**
50	50	50	50	50

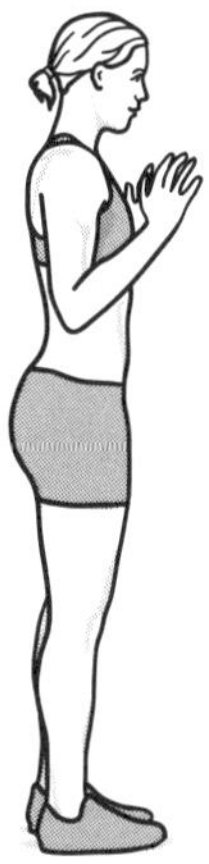

1

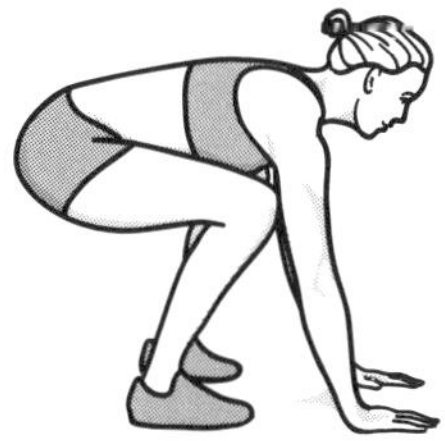

2

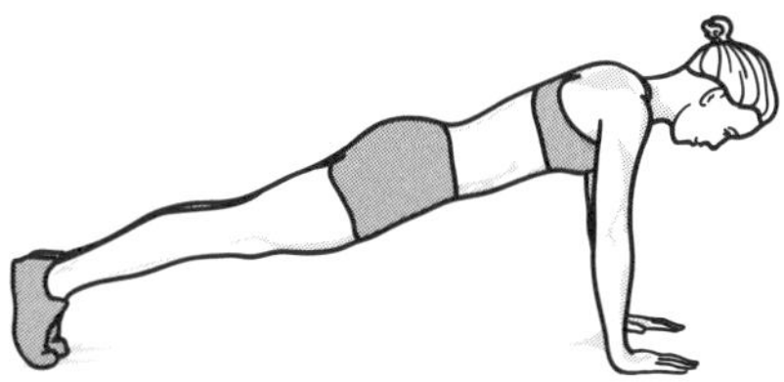

3

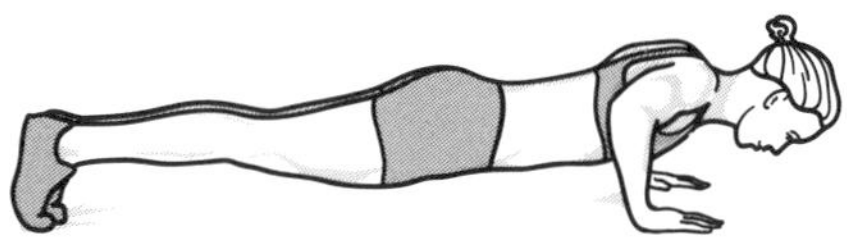

4

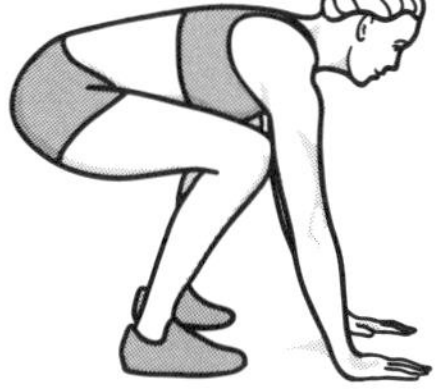

5

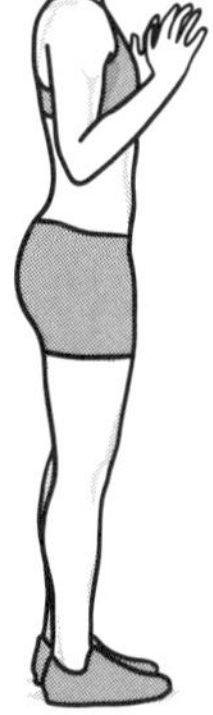

6

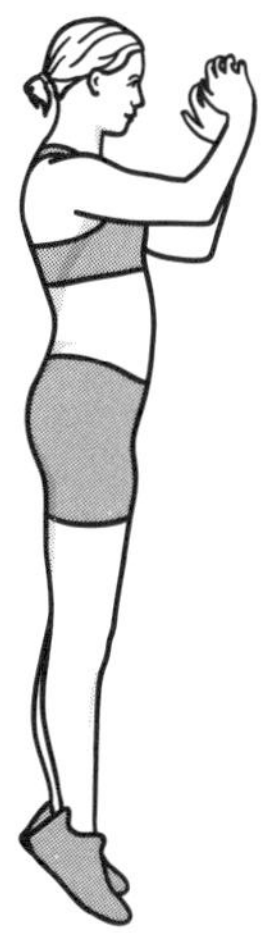

7

19 Multiplanke-Challenge 1

1 2 3

Benötigte Hilfsmittel: keine

Dein Einstieg in die Multiplanke! Alle Varianten der Planke, wie der Unterarm- oder Seitstütz, sind hocheffektive Übungen für eine stabile Körpermitte.

Tag 1	Tag 2	Tag 3	Tag 4	Tag 5
A: 60 Sek. B: 30/30 Sek. C: 30 Sek. D: 30 Sek. E: 60/60 Sek.	A: 60 Sek. B: 30/30 Sek. C: 30 Sek. D: 30 Sek. E: 60/60 Sek.	A: 60 Sek. B: 30/30 Sek. C: 30 Sek. D: 30 Sek. E: 60/60 Sek.	A: 60 Sek. B: 30/30 Sek. C: 30 Sek. D: 30 Sek. E: 60/60 Sek.	A: 60 Sek. B: 30/30 Sek. C: 30 Sek. D: 30 Sek. E: 60/60 Sek.
Tag 6	**Tag 7**	**Tag 8**	**Tag 9**	**Tag 10**
A: 60 Sek. B: 30/30 Sek. C: 30 Sek. D: 30 Sek. E: 60/60 Sek.	A: 60 Sek. B: 30/30 Sek. C: 30 Sek. D: 30 Sek. E: 60/60 Sek.	A: 60 Sek. B: 30/30 Sek. C: 30 Sek. D: 30 Sek. E: 60/60 Sek.	A: 60 Sek. B: 30/30 Sek. C: 30 Sek. D: 30 Sek. E: 60/60 Sek.	A: 60 Sek. B: 30/30 Sek. C: 30 Sek. D: 30 Sek. E: 60/60 Sek.
Tag 11	**Tag 12**	**Tag 13**	**Tag 14**	**Tag 15**
A: 60 Sek. B: 30/30 Sek. C: 30 Sek. D: 30 Sek. E: 60/60 Sek.	A: 60 Sek. B: 30/30 Sek. C: 30 Sek. D: 30 Sek. E: 60/60 Sek.	A: 60 Sek. B: 30/30 Sek. C: 30 Sek. D: 30 Sek. E: 60/60 Sek.	A: 60 Sek. B: 30/30 Sek. C: 30 Sek. D: 30 Sek. E: 60/60 Sek.	A: 60 Sek. B: 30/30 Sek. C: 30 Sek. D: 30 Sek. E: 60/60 Sek.
Tag 16	**Tag 17**	**Tag 18**	**Tag 19**	**Tag 20**
A: 60 Sek. B: 30/30 Sek. C: 30 Sek. D: 30 Sek. E: 60/60 Sek.	A: 60 Sek. B: 30/30 Sek. C: 30 Sek. D: 30 Sek. E: 60/60 Sek.	A: 60 Sek. B: 30/30 Sek. C: 30 Sek. D: 30 Sek. E: 60/60 Sek.	A: 60 Sek. B: 30/30 Sek. C: 30 Sek. D: 30 Sek. E: 60/60 Sek.	A: 60 Sek. B: 30/30 Sek. C: 30 Sek. D: 30 Sek. E: 60/60 Sek.
Tag 21	**Tag 22**	**Tag 23**	**Tag 24**	**Tag 25**
A: 60 Sek. B: 30/30 Sek. C: 30 Sek. D: 30 Sek. E: 60/60 Sek.	A: 60 Sek. B: 30/30 Sek. C: 30 Sek. D: 30 Sek. E: 60/60 Sek.	A: 60 Sek. B: 30/30 Sek. C: 30 Sek. D: 30 Sek. E: 60/60 Sek.	A: 60 Sek. B: 30/30 Sek. C: 30 Sek. D: 30 Sek. E: 60/60 Sek.	A: 60 Sek. B: 30/30 Sek. C: 30 Sek. D: 30 Sek. E: 60/60 Sek.
Tag 26	**Tag 27**	**Tag 28**	**Tag 29**	**Tag 30**
A: 60 Sek. B: 30/30 Sek. C: 30 Sek. D: 30 Sek. E: 60/60 Sek.	A: 60 Sek. B: 30/30 Sek. C: 30 Sek. D: 30 Sek. E: 60/60 Sek.	A: 60 Sek. B: 30/30 Sek. C: 30 Sek. D: 30 Sek. E: 60/60 Sek.	A: 60 Sek. B: 30/30 Sek. C: 30 Sek. D: 30 Sek. E: 60/60 Sek.	A: 60 Sek. B: 30/30 Sek. C: 30 Sek. D: 30 Sek. E: 60/60 Sek.

A **Unterarmstütz mit abgelegten Knien**

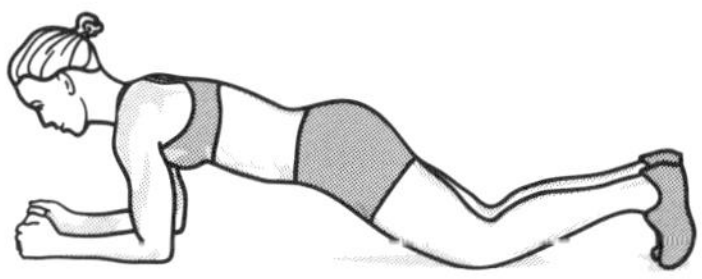

B **Seitstütz mit abgelegten Knien**

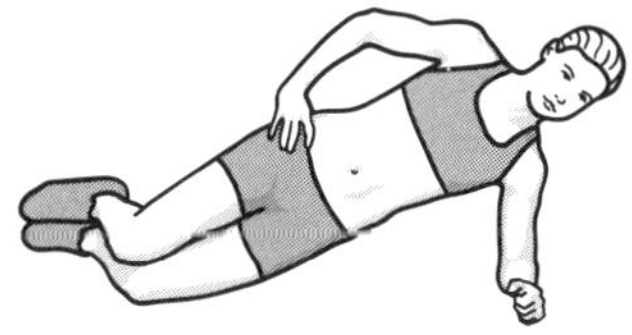

C **Umgekehrter Stütz**

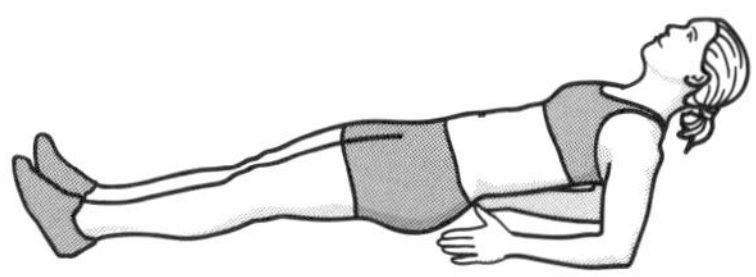

D **Vierfüßlerstand mit angehobenen Knien**

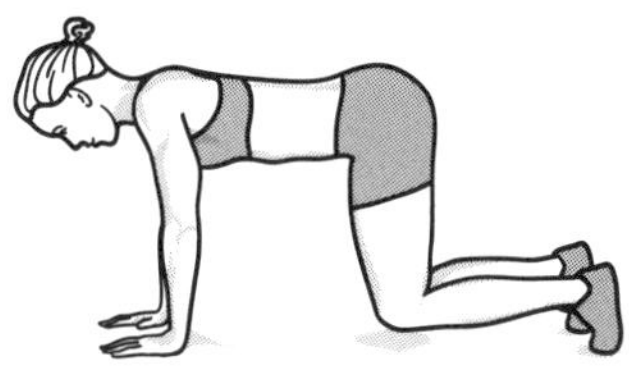

E **Zweipunktvierfüßler**

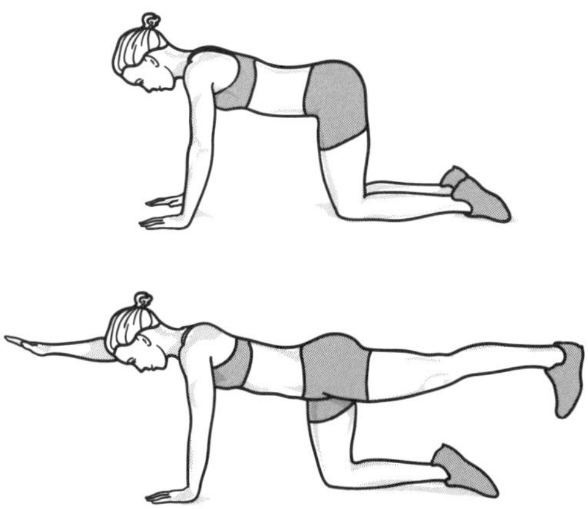

20 Multiplanke-Challenge 2

Benötigte Hilfsmittel: keine

Du hast das erste Level erfolgreich absolviert? Dann steht dem nächsten Schritt nichts mehr im Weg. Hier kommen weitere Übungen für die Multiplanke.

Tag 1	Tag 2	Tag 3	Tag 4	Tag 5
A: 60 Sek. B: 30/30 Sek. C: 60 Sek. D: 60 Sek. E: 30/30 Sek.	A: 60 Sek. B: 30/30 Sek. C: 60 Sek. D: 60 Sek. E: 30/30 Sek.	A: 60 Sek. B: 30/30 Sek. C: 60 Sek. D: 60 Sek. E: 30/30 Sek.	A: 60 Sek. B: 30/30 Sek. C: 60 Sek. D: 60 Sek. E: 30/30 Sek.	A: 60 Sek. B: 30/30 Sek. C: 60 Sek. D: 60 Sek. E: 30/30 Sek.
Tag 6	**Tag 7**	**Tag 8**	**Tag 9**	**Tag 10**
A: 60 Sek. B: 30/30 Sek. C: 60 Sek. D: 60 Sek. E: 30/30 Sek.	A: 60 Sek. B: 30/30 Sek. C: 60 Sek. D: 60 Sek. E: 30/30 Sek.	A: 60 Sek. B: 30/30 Sek. C: 60 Sek. D: 60 Sek. E: 30/30 Sek.	A: 60 Sek. B: 30/30 Sek. C: 60 Sek. D: 60 Sek. E: 30/30 Sek.	A: 60 Sek. B: 30/30 Sek. C: 60 Sek. D: 60 Sek. E: 30/30 Sek.
Tag 11	**Tag 12**	**Tag 13**	**Tag 14**	**Tag 15**
A: 60 Sek. B: 30/30 Sek. C: 60 Sek. D: 60 Sek. E: 30/30 Sek.	A: 60 Sek. B: 30/30 Sek. C: 60 Sek. D: 60 Sek. E: 30/30 Sek.	A: 60 Sek. B: 30/30 Sek. C: 60 Sek. D: 60 Sek. E: 30/30 Sek.	A: 60 Sek. B: 30/30 Sek. C: 60 Sek. D: 60 Sek. E: 30/30 Sek.	A: 60 Sek. B: 30/30 Sek. C: 60 Sek. D: 60 Sek. E: 30/30 Sek.
Tag 16	**Tag 17**	**Tag 18**	**Tag 19**	**Tag 20**
A: 60 Sek. B: 30/30 Sek. C: 60 Sek. D: 60 Sek. E: 30/30 Sek.	A: 60 Sek. B: 30/30 Sek. C: 60 Sek. D: 60 Sek. E: 30/30 Sek.	A: 60 Sek. B: 30/30 Sek. C: 60 Sek. D: 60 Sek. E: 30/30 Sek.	A: 60 Sek. B: 30/30 Sek. C: 60 Sek. D: 60 Sek. E: 30/30 Sek.	A: 60 Sek. B: 30/30 Sek. C: 60 Sek. D: 60 Sek. E: 30/30 Sek.
Tag 21	**Tag 22**	**Tag 23**	**Tag 24**	**Tag 25**
A: 60 Sek. B: 30/30 Sek. C: 60 Sek. D: 60 Sek. E: 30/30 Sek.	A: 60 Sek. B: 30/30 Sek. C: 60 Sek. D: 60 Sek. E: 30/30 Sek.	A: 60 Sek. B: 30/30 Sek. C: 60 Sek. D: 60 Sek. E: 30/30 Sek.	A: 60 Sek. B: 30/30 Sek. C: 60 Sek. D: 60 Sek. E: 30/30 Sek.	A: 60 Sek. B: 30/30 Sek. C: 60 Sek. D: 60 Sek. E: 30/30 Sek.
Tag 26	**Tag 27**	**Tag 28**	**Tag 29**	**Tag 30**
A: 60 Sek. B: 30/30 Sek. C: 60 Sek. D: 60 Sek. E: 30/30 Sek.	A: 60 Sek. B: 30/30 Sek. C: 60 Sek. D: 60 Sek. E: 30/30 Sek.	A: 60 Sek. B: 30/30 Sek. C: 60 Sek. D: 60 Sek. E: 30/30 Sek.	A: 60 Sek. B: 30/30 Sek. C: 60 Sek. D: 60 Sek. E: 30/30 Sek.	A: 60 Sek. B: 30/30 Sek. C: 60 Sek. D: 60 Sek. E: 30/30 Sek.

A Unterarmstütz

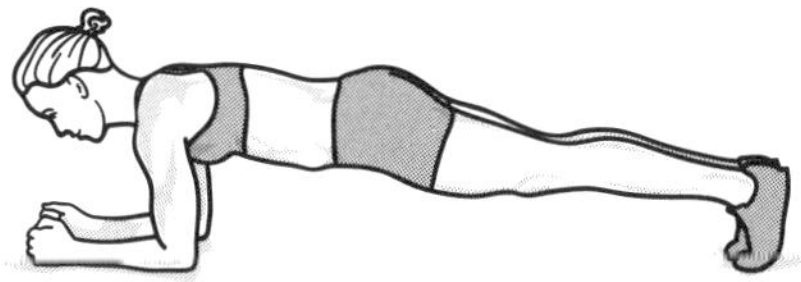

B Seitstütz

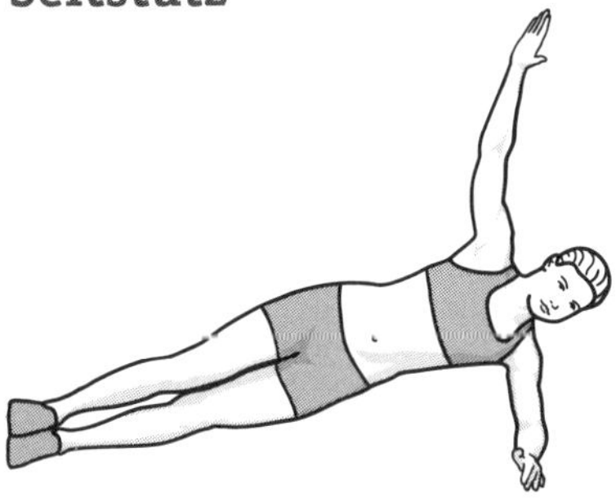

C Frontstütz mit Armheben

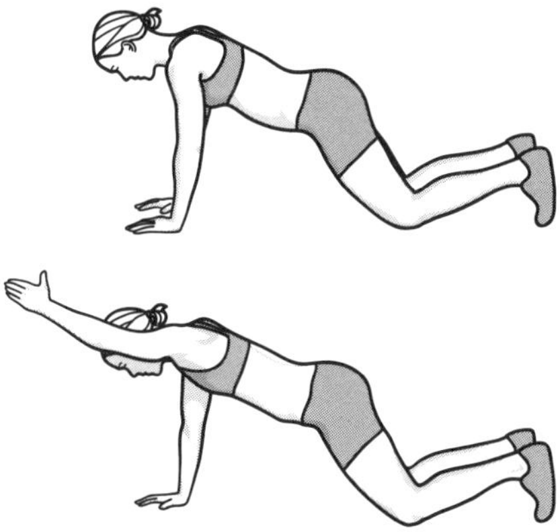

D Umgekehrter Stütz

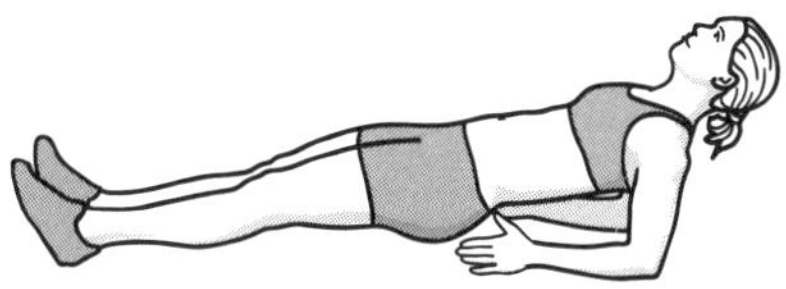

E Dynamischer Seitstütz

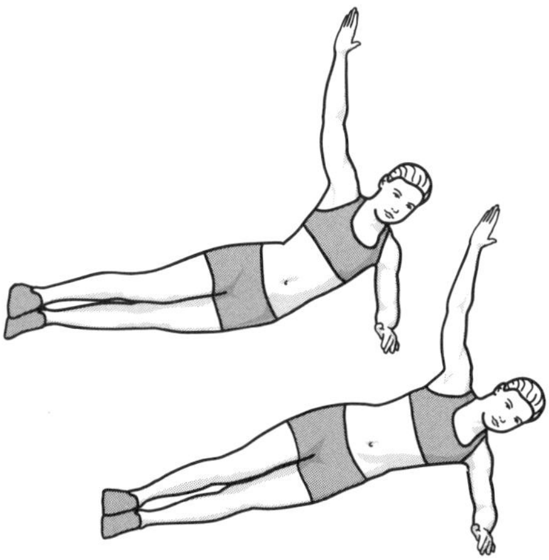

21 Multiplanke-Challenge 3

Benötigte Hilfsmittel: keine

Diese Challenge ist die ultimative Herausforderung! Wenn du bei Tag 30 angelangt bist, darfst du dich so richtig feiern!

Tag 1	Tag 2	Tag 3	Tag 4	Tag 5
A: 60 Sek. B: 30/30 Sek. C: 60 Sek. D: 30/30 Sek. E: 30/30 Sek.	A: 60 Sek. B: 30/30 Sek. C: 60 Sek. D: 30/30 Sek. E: 30/30 Sek.	A: 60 Sek. B: 30/30 Sek. C: 60 Sek. D: 30/30 Sek. E: 30/30 Sek.	A: 60 Sek. B: 30/30 Sek. C: 60 Sek. D: 30/30 Sek. E: 30/30 Sek.	A: 60 Sek. B: 30/30 Sek. C: 60 Sek. D: 30/30 Sek. E: 30/30 Sek.
Tag 6	**Tag 7**	**Tag 8**	**Tag 9**	**Tag 10**
A: 60 Sek. B: 30/30 Sek. C: 60 Sek. D: 30/30 Sek. E: 30/30 Sek.	A: 60 Sek. B: 30/30 Sek. C: 60 Sek. D: 30/30 Sek. E: 30/30 Sek.	A: 60 Sek. B: 30/30 Sek. C: 60 Sek. D: 30/30 Sek. E: 30/30 Sek.	A: 60 Sek. B: 30/30 Sek. C: 60 Sek. D: 30/30 Sek. E: 30/30 Sek.	A: 60 Sek. B: 30/30 Sek. C: 60 Sek. D: 30/30 Sek. E: 30/30 Sek.
Tag 11	**Tag 12**	**Tag 13**	**Tag 14**	**Tag 15**
A: 60 Sek. B: 30/30 Sek. C: 60 Sek. D: 30/30 Sek. E: 30/30 Sek.	A: 60 Sek. B: 30/30 Sek. C: 60 Sek. D: 30/30 Sek. E: 30/30 Sek.	A: 60 Sek. B: 30/30 Sek. C: 60 Sek. D: 30/30 Sek. E: 30/30 Sek.	A: 60 Sek. B: 30/30 Sek. C: 60 Sek. D: 30/30 Sek. E: 30/30 Sek.	A: 60 Sek. B: 30/30 Sek. C: 60 Sek. D: 30/30 Sek. E: 30/30 Sek.
Tag 16	**Tag 17**	**Tag 18**	**Tag 19**	**Tag 20**
A: 60 Sek. B: 30/30 Sek. C: 60 Sek. D: 30/30 Sek. E: 30/30 Sek.	A: 60 Sek. B: 30/30 Sek. C: 60 Sek. D: 30/30 Sek. E: 30/30 Sek.	A: 60 Sek. B: 30/30 Sek. C: 60 Sek. D: 30/30 Sek. E: 30/30 Sek.	A: 60 Sek. B: 30/30 Sek. C: 60 Sek. D: 30/30 Sek. E: 30/30 Sek.	A: 60 Sek. B: 30/30 Sek. C: 60 Sek. D: 30/30 Sek. E: 30/30 Sek.
Tag 21	**Tag 22**	**Tag 23**	**Tag 24**	**Tag 25**
A: 60 Sek. B: 30/30 Sek. C: 60 Sek. D: 30/30 Sek. E: 30/30 Sek.	A: 60 Sek. B: 30/30 Sek. C: 60 Sek. D: 30/30 Sek. E: 30/30 Sek.	A: 60 Sek. B: 30/30 Sek. C: 60 Sek. D: 30/30 Sek. E: 30/30 Sek.	A: 60 Sek. B: 30/30 Sek. C: 60 Sek. D: 30/30 Sek. E: 30/30 Sek.	A: 60 Sek. B: 30/30 Sek. C: 60 Sek. D: 30/30 Sek. E: 30/30 Sek.
Tag 26	**Tag 27**	**Tag 28**	**Tag 29**	**Tag 30**
A: 60 Sek. B: 30/30 Sek. C: 60 Sek. D: 30/30 Sek. E: 30/30 Sek.	A: 60 Sek. B: 30/30 Sek. C: 60 Sek. D: 30/30 Sek. E: 30/30 Sek.	A: 60 Sek. B: 30/30 Sek. C: 60 Sek. D: 30/30 Sek. E: 30/30 Sek.	A: 60 Sek. B: 30/30 Sek. C: 60 Sek. D: 30/30 Sek. E: 30/30 Sek.	A: 60 Sek. B: 30/30 Sek. C: 60 Sek. D: 30/30 Sek. E: 30/30 Sek.

A Unterarmstütz mit wechselndem Beinanheben

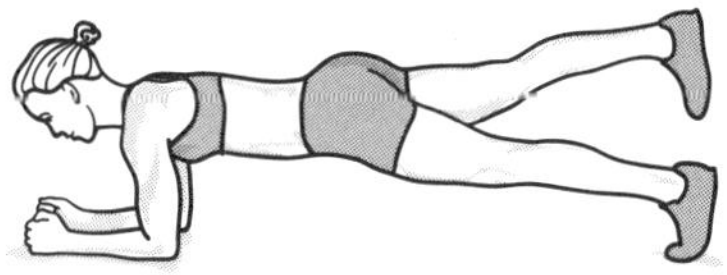

B T-Stand

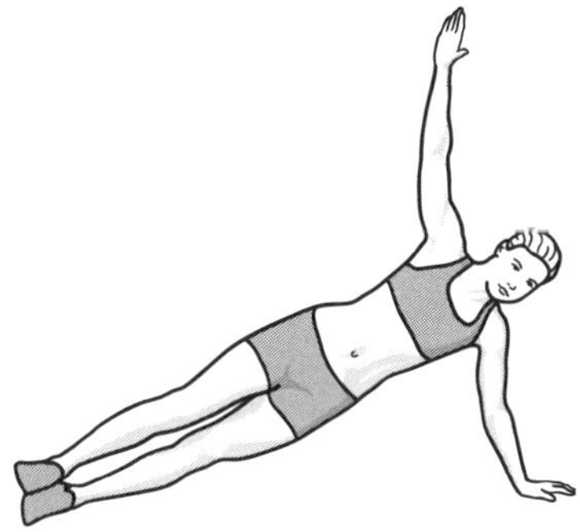

C Umgekehrter Stütz

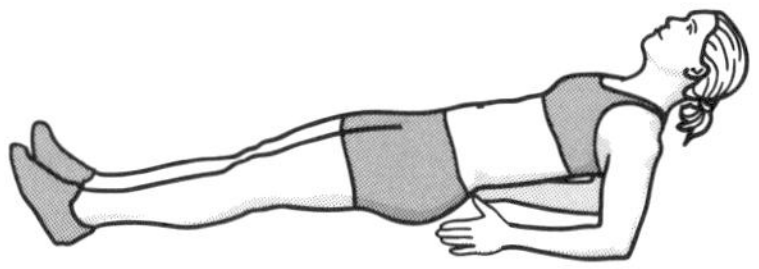

D Zweipunktstütz

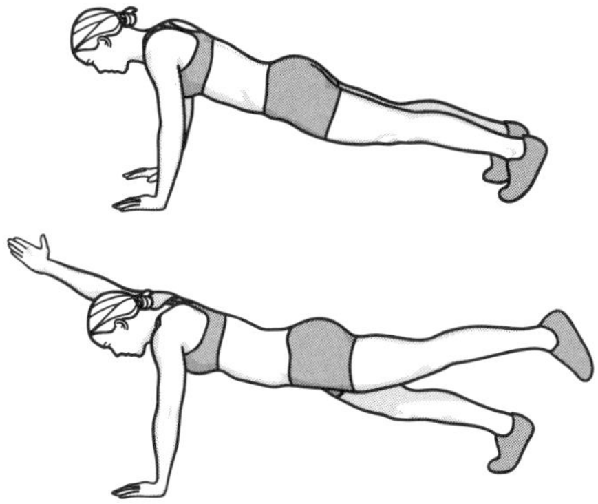

E Dynamischer Seitstütz mit Beinabduktion

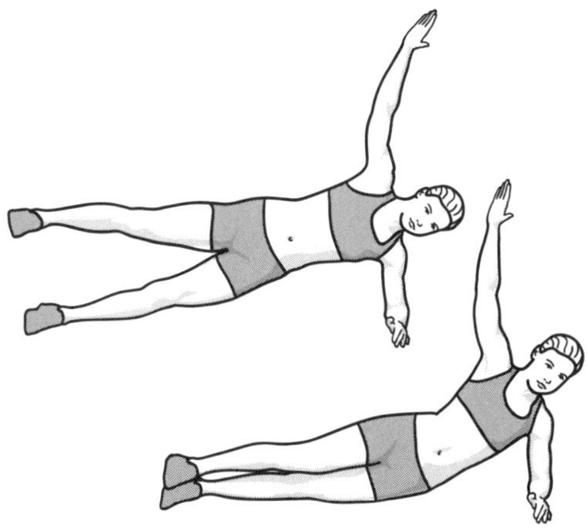

22 Squat Challenge

1 2 **3**

Benötigte Hilfsmittel: keine

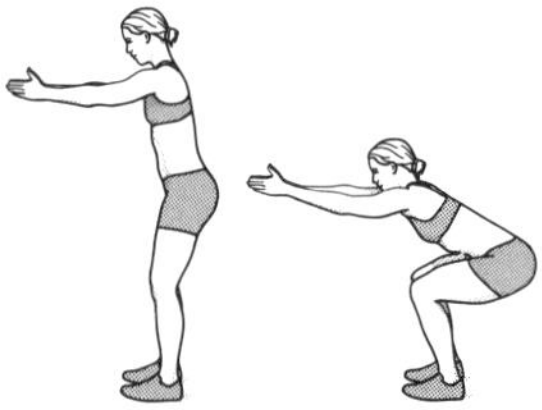

Die Kniebeuge (Squat) wird zu Recht als die Übung für Bein- und Gesäßmuskeln bezeichnet. Noch dazu ist sie perfekt, um den Rücken zu stärken und die Körperhaltung zu verbessern. Du startest erst einmal mit 20 Wiederholungen, die du sicher mit links schaffst. Mit steigender Wiederholungszahl kannst du die Squats auch splitten und über den Tag verteilen – du gibst aber immer dein Bestes und teilst so wenig wie möglich. Das Superhero-Ziel: 100 Squats an Tag 28 mit Extrasquats bis Tag 30. Knack die Marke!

Tag 1	Tag 2	Tag 3	Tag 4	Tag 5
20	20	Pause	30	30
Tag 6	**Tag 7**	**Tag 8**	**Tag 9**	**Tag 10**
Pause	40	40	Pause	50
Tag 11	**Tag 12**	**Tag 13**	**Tag 14**	**Tag 15**
50	Pause	60	60	Pause
Tag 16	**Tag 17**	**Tag 18**	**Tag 19**	**Tag 20**
70	70	Pause	80	80
Tag 21	**Tag 22**	**Tag 23**	**Tag 24**	**Tag 25**
Pause	90	90	Pause	100
Tag 26	**Tag 27**	**Tag 28**	**Tag 29**	**Tag 30**
100	Pause	100+10	100+20	100+30

23 Planke-Challenge

1 2 3

Benötigte Hilfsmittel: keine

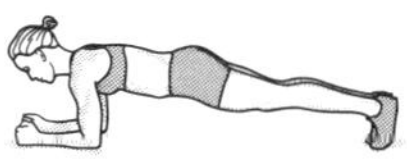

Die klassische Planke ist der Unterarmstütz. Sie wird auch Brett genannt. Dein Ziel: 2 Minuten Haltezeit am Stück. Das schaffst du! Für etwas Abwechslung und um deiner Rückenmuskulatur etwas Bewegung während des Haltens zu verschaffen, kannst du die Fersen vor- und zurückschieben.

Tag 1	Tag 2	Tag 3	Tag 4	Tag 5
20 Sek.	25 Sek.	Pause	30 Sek.	35 Sek.
Tag 6	**Tag 7**	**Tag 8**	**Tag 9**	**Tag 10**
Pause	40 Sek.	45 Sek.	Pause	50 Sek.
Tag 11	**Tag 12**	**Tag 13**	**Tag 14**	**Tag 15**
55 Sek.	Pause	65 Sek.	60 Sek.	Pause
Tag 16	**Tag 17**	**Tag 18**	**Tag 19**	**Tag 20**
70 Sek.	75 Sek.	Pause	80 Sek.	85 Sek.
Tag 21	**Tag 22**	**Tag 23**	**Tag 24**	**Tag 25**
Pause	90 Sek.	95 Sek.	Pause	100 Sek.
Tag 26	**Tag 27**	**Tag 28**	**Tag 29**	**Tag 30**
105	Pause	110 Sek.	115 Sek.	120 Sek.

24 Crunch Challenge

Benötigte Hilfsmittel: keine

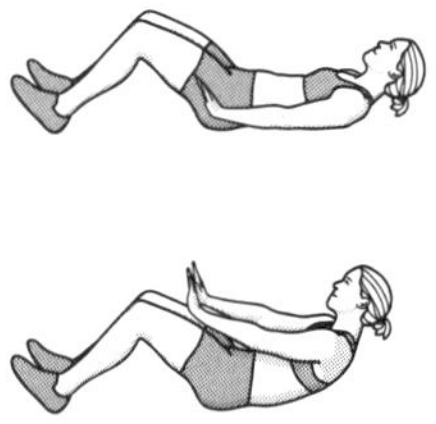

Du möchtest das Brennen in deinen Bauchmuskeln spüren? Hier wirst du es ganz sicher! Du beginnst zwar mit kleinen Einheiten und hast Pausentage dazwischen, aber am Ende stehen 120 Crunches. Mit steigender Wiederholungszahl kannst du auch splitten, aber du wirst sehen, die Anzahl ist auch am Stück zu schaffen.

Tag 1	**Tag 2**	**Tag 3**	**Tag 4**	**Tag 5**
20	25	Pause	30	35
Tag 6	**Tag 7**	**Tag 8**	**Tag 9**	**Tag 10**
Pause	40	45	Pause	50
Tag 11	**Tag 12**	**Tag 13**	**Tag 14**	**Tag 15**
55	Pause	65	60	Pause
Tag 16	**Tag 17**	**Tag 18**	**Tag 19**	**Tag 20**
70	75	Pause	80	85
Tag 21	**Tag 22**	**Tag 23**	**Tag 24**	**Tag 25**
Pause	90	95	Pause	100
Tag 26	**Tag 27**	**Tag 28**	**Tag 29**	**Tag 30**
105	Pause	110	115	120

25 Push Up Challenge

Benötigte Hilfsmittel: keine

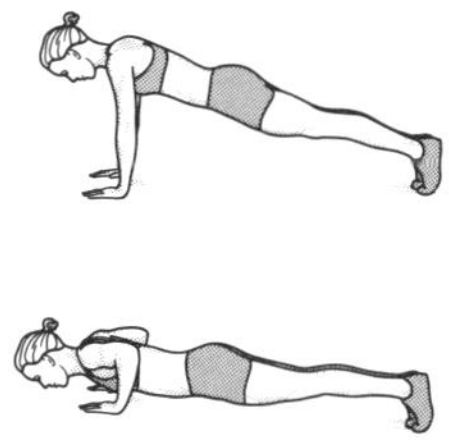

80 Liegestütze an Tag 30 sind eine Hausnummer! Noch mal eine Steigerung zu Challenge 16 mit 50 Push-ups (Seite 38). Splitte die Anzahl auf, verteile sie über den Tag – Hauptsache, du kannst abends die angegebene Wiederholungszahl an Liegestützen verbuchen. Alle, die sich noch etwas vorsichtiger an die 80 herantasten möchten, können auch mit abgelegten Knien beginnen oder die Push-up-Varianten im Wechsel durchführen.

Tag 1	Tag 2	Tag 3	Tag 4	Tag 5
20	20	Pause	25	25
Tag 6	**Tag 7**	**Tag 8**	**Tag 9**	**Tag 10**
Pause	30	30	Pause	35
Tag 11	**Tag 12**	**Tag 13**	**Tag 14**	**Tag 15**
35	Pause	40	40	Pause
Tag 16	**Tag 17**	**Tag 18**	**Tag 19**	**Tag 20**
45	45	Pause	50	50
Tag 21	**Tag 22**	**Tag 23**	**Tag 24**	**Tag 25**
Pause	55	55	Pause	60
Tag 26	**Tag 27**	**Tag 28**	**Tag 29**	**Tag 30**
60	Pause	70	70	80

26 Beine-Po-Challenge

❶ ② ③

Benötigte Hilfsmittel: keine

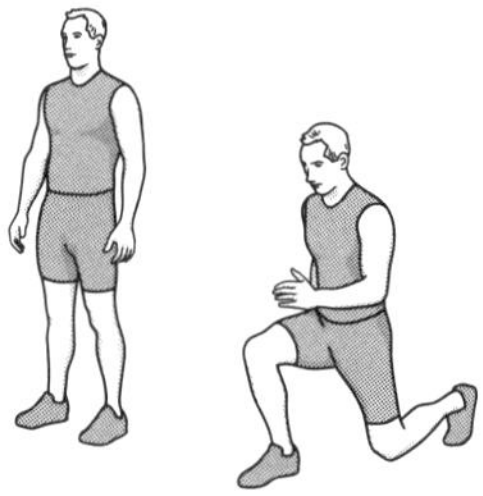

Der Ausfallschritt (Lunge) steht für ein effektives Training von Oberschenkel und Po. Wie er ausgeführt wird, findest du in der Übungsbeschreibung auf Seite 110, da es mehrere Möglichkeiten gibt. Du startest mit 20 Wiederholungen und hast ein Ziel von 120 Lunges vor dir. Go for it!

Tag 1	Tag 2	Tag 3	Tag 4	Tag 5
20	25	Pause	30	35
Tag 6	**Tag 7**	**Tag 8**	**Tag 9**	**Tag 10**
Pause	40	45	Pause	50
Tag 11	**Tag 12**	**Tag 13**	**Tag 14**	**Tag 15**
55	Pause	65	60	Pause
Tag 16	**Tag 17**	**Tag 18**	**Tag 19**	**Tag 20**
70	75	Pause	80	85
Tag 21	**Tag 22**	**Tag 23**	**Tag 24**	**Tag 25**
Pause	90	95	Pause	100
Tag 26	**Tag 27**	**Tag 28**	**Tag 29**	**Tag 30**
105	Pause	110	115	120

27 Wall Sit Challenge

❶❷❸

Benötigte Hilfsmittel: Wand

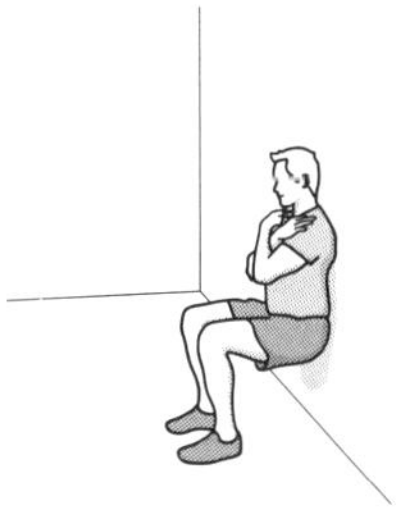

Fünf Minuten ohne Stuhl an der Wand zu »sitzen«, hört sich nach wenig an, aber die Oberschenkel werden brennen, das verspreche ich dir! Halte sie in einer Waagrechten, alles andere zählt nicht!

Tag 1	Tag 2	Tag 3	Tag 4	Tag 5
10 Sek.	20 Sek.	30 Sek.	40 Sek.	50 Sek.
Tag 6	**Tag 7**	**Tag 8**	**Tag 9**	**Tag 10**
60 Sek.	70 Sek.	80 Sek.	90 Sek.	100 Sek.
Tag 11	**Tag 12**	**Tag 13**	**Tag 14**	**Tag 15**
110 Sek.	120 Sek.	130 Sek.	140 Sek.	150 Sek.
Tag 16	**Tag 17**	**Tag 18**	**Tag 19**	**Tag 20**
160 Sek.	170 Sek.	180 Sek.	190 Sek.	200 Sek.
Tag 21	**Tag 22**	**Tag 23**	**Tag 24**	**Tag 25**
210 Sek.	220 Sek.	230 Sek.	240 Sek.	250 Sek.
Tag 26	**Tag 27**	**Tag 28**	**Tag 29**	**Tag 30**
260 Sek.	270 Sek.	280 Sek.	290 Sek.	300 Sek.

28 Partner-Challenge 1

❶❷❸

Benötigte Hilfsmittel: keine

Geh die Challenge zusammen mit deinem Partner an! Jede Übung gilt es für 30 Sekunden auszuführen. Bei einseitigen Übungen gelten die 30 Sekunden pro Körperseite. Eure Satzpause beträgt 20 Sekunden. Ein Partner ist fitter als der andere? Kein Problem! Die Workouts zwischen den Partner-Challenges (Seite 56–59) können beliebig ausgetauscht werden. So bekommt jeder das passende Training.

Tag 1	Tag 2	Tag 3	Tag 4	Tag 5
gemeinsam 1 Satz	Partner 1 Satz	gemeinsam 15 Min. Ausdauer eurer Wahl	du 1 Satz	gemeinsam 2 Sätze
Tag 6	**Tag 7**	**Tag 8**	**Tag 9**	**Tag 10**
Pause	gemeinsam 15 Min. Ausdauer eurer Wahl	du 2 Sätze	gemeinsam 20 Min. Ausdauer eurer Wahl	Partner 2 Sätze
Tag 11	**Tag 12**	**Tag 13**	**Tag 14**	**Tag 15**
Pause	gemeinsam 2 Sätze	gemeinsam 20 Min. Ausdauer eurer Wahl	Partner 2 Sätze	du 2 Sätze
Tag 16	**Tag 17**	**Tag 18**	**Tag 19**	**Tag 20**
gemeinsam 20 Min. Ausdauer eurer Wahl	Pause	gemeinsam 3 Sätze	gemeinsam 25 Min. Ausdauer eurer Wahl	Pause
Tag 21	**Tag 22**	**Tag 23**	**Tag 24**	**Tag 25**
gemeinsam 3 Sätze	du 2 Sätze	gemeinsam 30 Min. Ausdauer eurer Wahl	Partner 2 Sätze	gemeinsam 20 Min. Ausdauer eurer Wahl
Tag 26	**Tag 27**	**Tag 28**	**Tag 29**	**Tag 30**
Pause	gemeinsam 30 Min. Ausdauer eurer Wahl	du 3 Sätze	Partner 3 Sätze	gemeinsam 3 Sätze

A Hampelmann

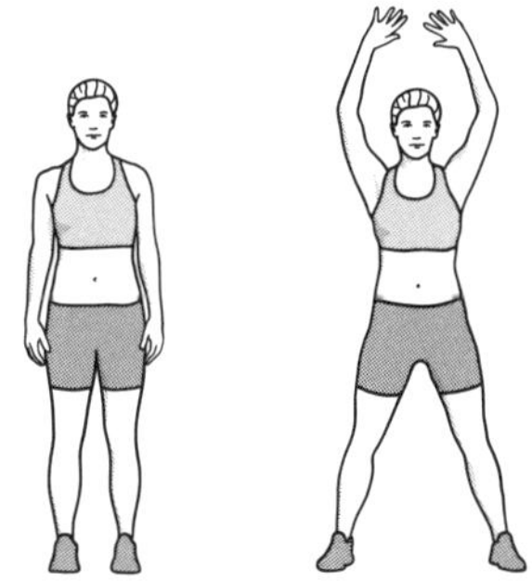

B Liegestütz mit abgelegten Knien

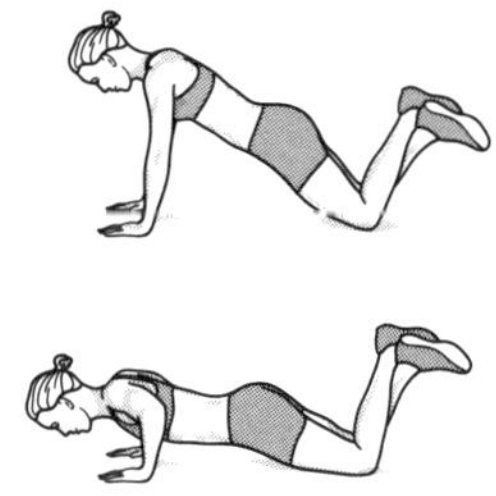

C Diagonaler Crunch

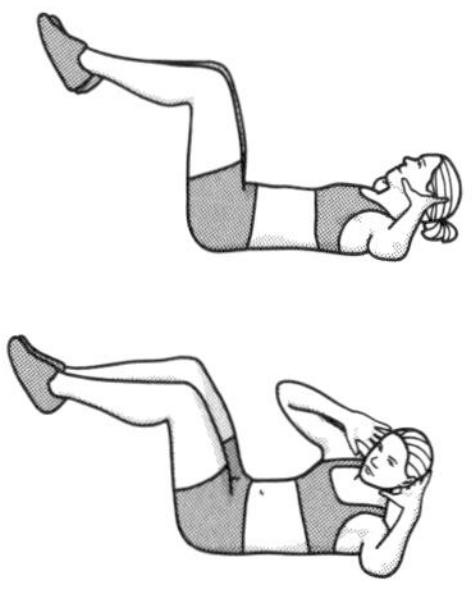

D Kniebeuge

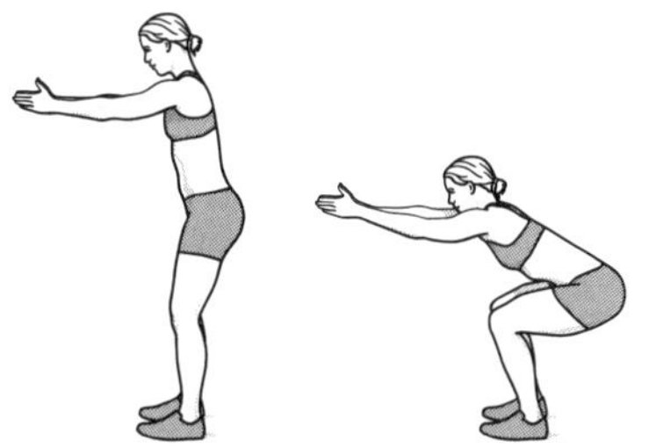

E Oberkörperaufrichten in Bauchlage

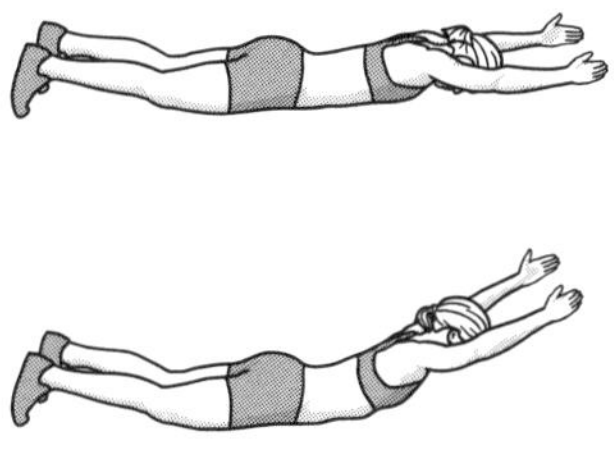

F Beinheben im Vierfüßlerstand

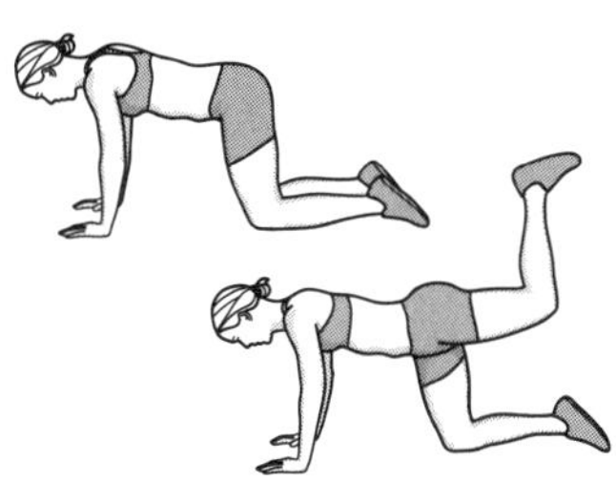

G Liegende Rumpfrotation mit angewinkelten Beinen

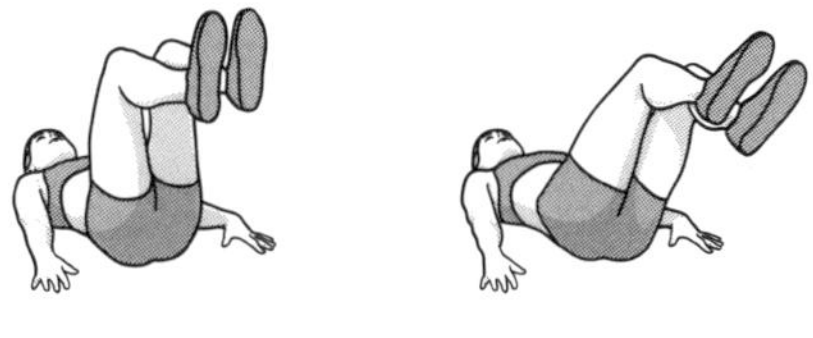

29 Partner-Challenge 2

Benötigte Hilfsmittel: stabile Box oder Kiste, Erhöhung (z. B. Stuhl, Bank, Couchtisch)

Jetzt heißt es, gegenseitig pushen und zu Höchstleistungen antreiben! Jede Übung wird 30 Sekunden gehalten, bei einseitigen Übungen gelten die 30 Sekunden pro Körperseite. Eure Satzpause beträgt 20 Sekunden. Ein Partner ist fitter als der andere? Dann tauscht die Workouts so, dass jeder optimal gefordert ist.

Tag 1	Tag 2	Tag 3	Tag 4	Tag 5
gemeinsam 1 Satz	Partner 1 Satz	gemeinsam 15 Min. Ausdauer eurer Wahl	du 1 Satz	gemeinsam 2 Sätze
Tag 6	**Tag 7**	**Tag 8**	**Tag 9**	**Tag 10**
Pause	gemeinsam 15 Min. Ausdauer eurer Wahl	du 2 Sätze	gemeinsam 20 Min. Ausdauer eurer Wahl	Partner 2 Sätze
Tag 11	**Tag 12**	**Tag 13**	**Tag 14**	**Tag 15**
Pause	gemeinsam 2 Sätze	gemeinsam 20 Min. Ausdauer eurer Wahl	Partner 2 Sätze	du 2 Sätze
Tag 16	**Tag 17**	**Tag 18**	**Tag 19**	**Tag 20**
gemeinsam 20 Min. Ausdauer eurer Wahl	Pause	gemeinsam 3 Sätze	gemeinsam 25 Min. Ausdauer eurer Wahl	Pause
Tag 21	**Tag 22**	**Tag 23**	**Tag 24**	**Tag 25**
gemeinsam 3 Sätze	du 2 Sätze	gemeinsam 30 Min. Ausdauer eurer Wahl	Partner 2 Sätze	gemeinsam 20 Min. Ausdauer eurer Wahl
Tag 26	**Tag 27**	**Tag 28**	**Tag 29**	**Tag 30**
Pause	gemeinsam 30 Min. Ausdauer eurer Wahl	du 3 Sätze	Partner 3 Sätze	gemeinsam 3 Sätze

A Kniebeugensprung

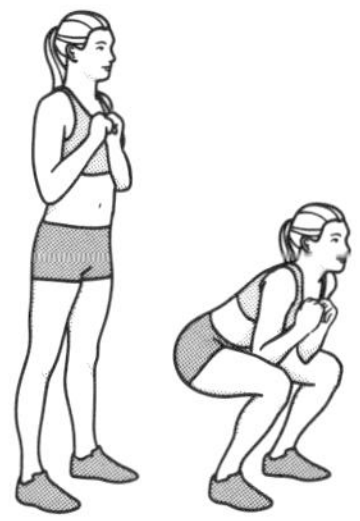

B Erhöhter Liegestütz

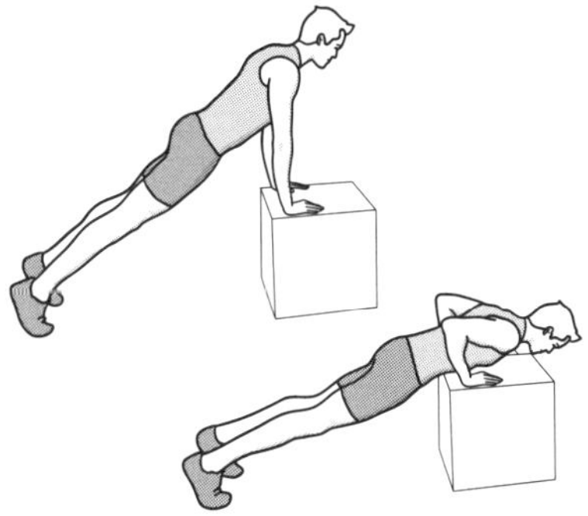

C Käfer

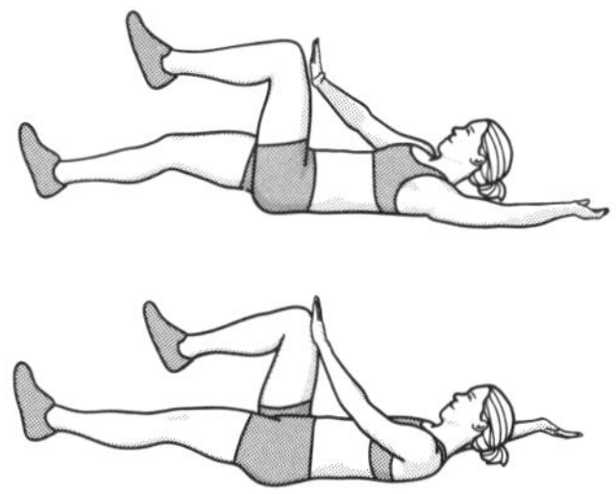

D Boxsprung

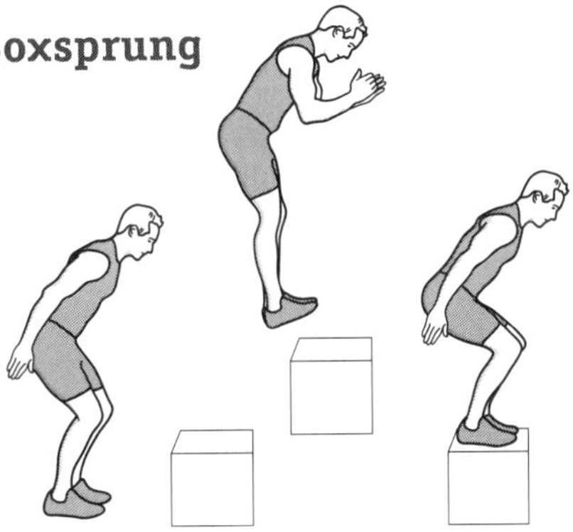

E Armheben aus der Bauchlage

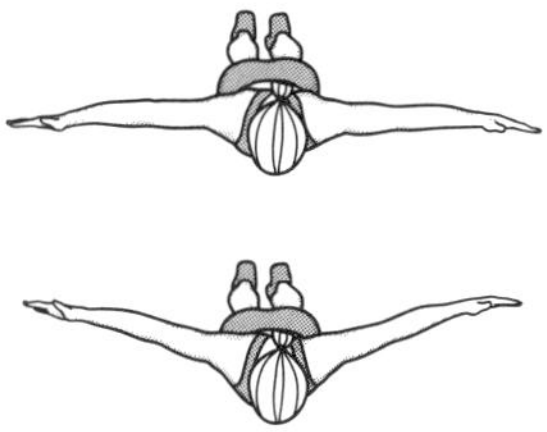

F Einbeiniges Beckenheben

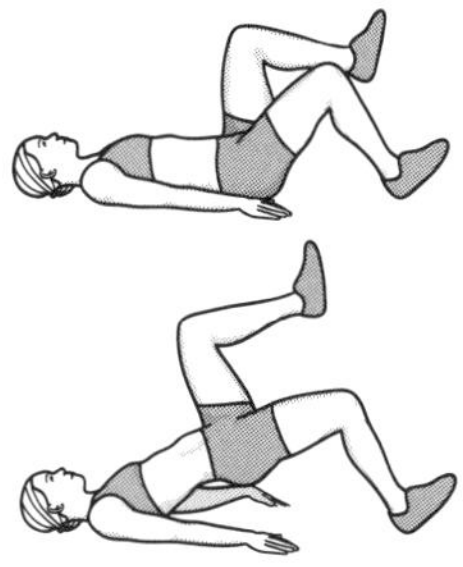

G Liegende Rumpfrotation mit gestreckten Beinen

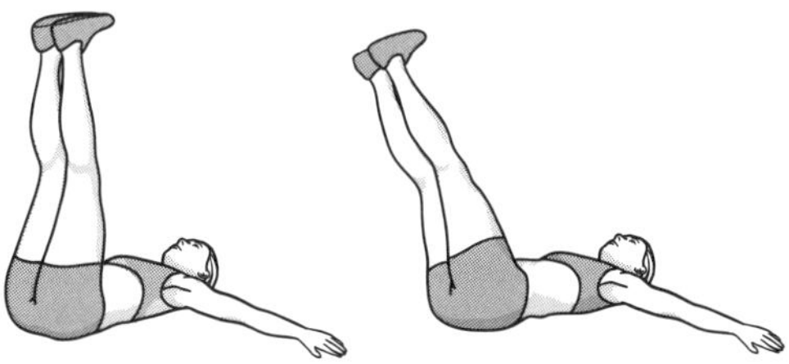

30 Partner-Challenge 3

1 2 3

Benötigte Hilfsmittel: Erhöhung (z. B. Stuhl, Bank, Couchtisch)

Das ist die intensivste der Partner-Challenges, weil die Übungen deutlich anspruchsvoller sind als bei Partner-Challenge 1 und 2 (Seite 54/55 und 56/57). Jede Übung wird 30 Sekunden ausgeführt, bei einseitigen Übungen gelten sie für jede Körperseite. Eure Satzpause beträgt 20 Sekunden. Die Workouts können zwischen den Partnern beliebig getauscht werden.

Tag 1	Tag 2	Tag 3	Tag 4	Tag 5
gemeinsam 1 Satz	Partner 1 Satz	gemeinsam 15 Min. Ausdauer eurer Wahl	du 1 Satz	gemeinsam 2 Sätze
Tag 6	**Tag 7**	**Tag 8**	**Tag 9**	**Tag 10**
Pause	gemeinsam 15 Min. Ausdauer eurer Wahl	du 2 Sätze	gemeinsam 20 Min. Ausdauer eurer Wahl	Partner 2 Sätze
Tag 11	**Tag 12**	**Tag 13**	**Tag 14**	**Tag 15**
Pause	gemeinsam 2 Sätze	gemeinsam 20 Min. Ausdauer eurer Wahl	Partner 2 Sätze	du 2 Sätze
Tag 16	**Tag 17**	**Tag 18**	**Tag 19**	**Tag 20**
gemeinsam 20 Min. Ausdauer eurer Wahl	Pause	gemeinsam 3 Sätze	gemeinsam 25 Min. Ausdauer eurer Wahl	Pause
Tag 21	**Tag 22**	**Tag 23**	**Tag 24**	**Tag 25**
gemeinsam 3 Sätze	du 2 Sätze	gemeinsam 30 Min. Ausdauer eurer Wahl	Partner 2 Sätze	gemeinsam 20 Min. Ausdauer eurer Wahl
Tag 26	**Tag 27**	**Tag 28**	**Tag 29**	**Tag 30**
Pause	gemeinsam 30 Min. Ausdauer eurer Wahl	du 3 Sätze	Partner 3 Sätze	gemeinsam 3 Sätze

A Ausfallschrittsprung

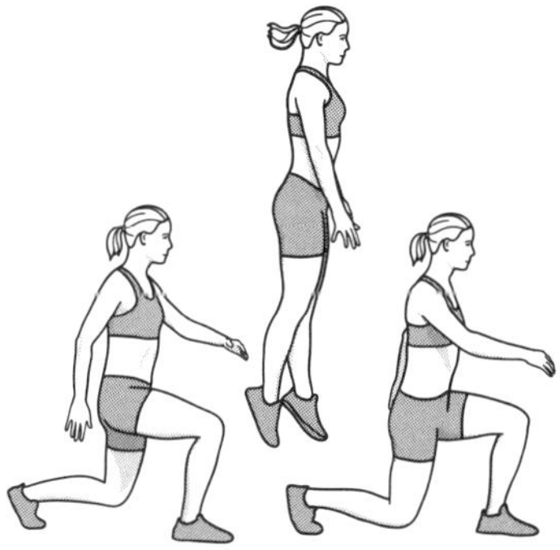

B Liegestütz

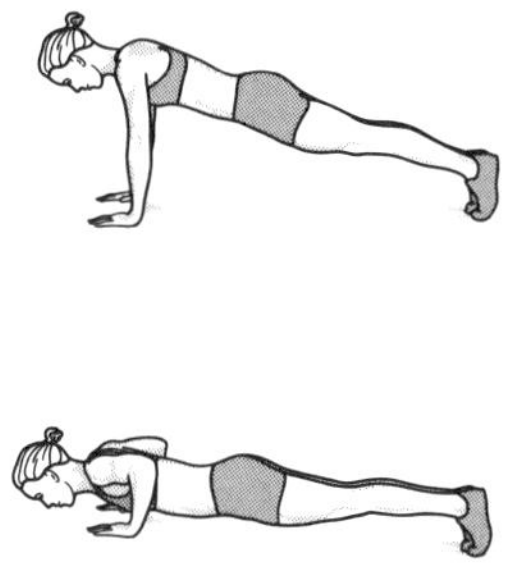

C Klappmesser

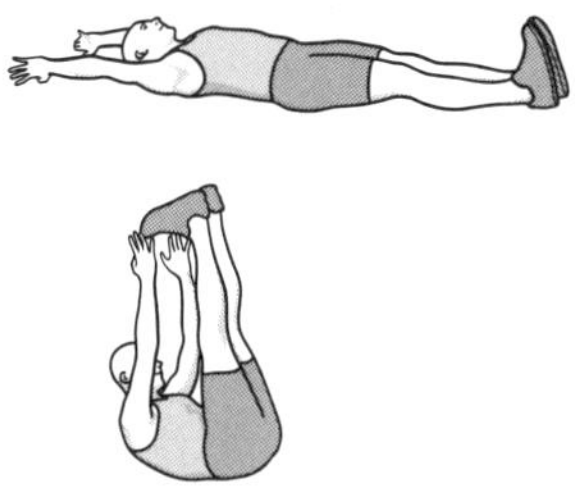

D Kniebeugensprung

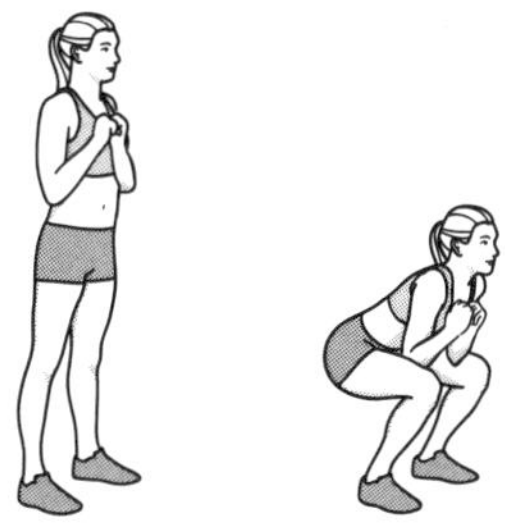

E Paddeln in Bauchlage

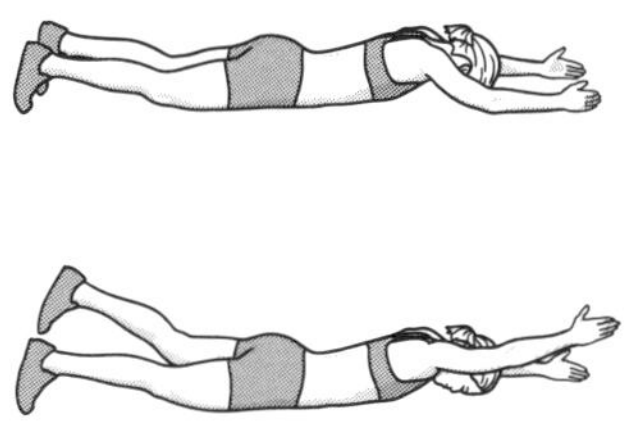

F Erhöhtes einbeiniges Beckenheben

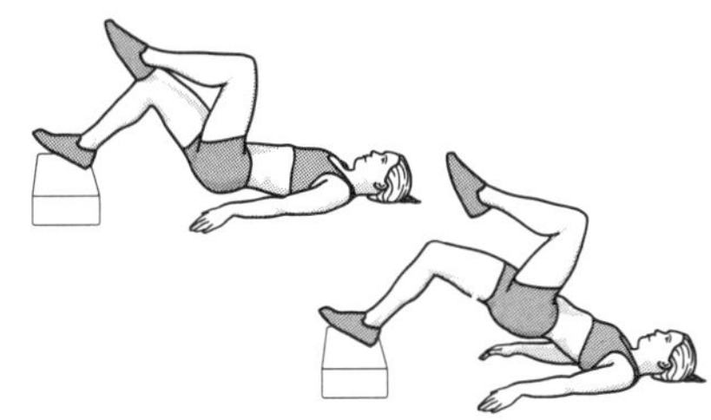

G Beckenlift

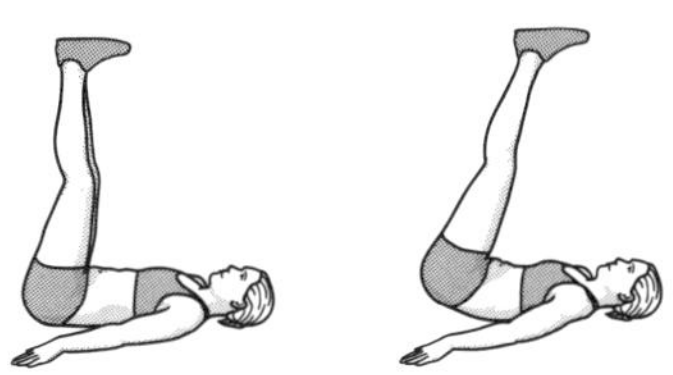

31 HIIT-Challenge 1

Benötigte Hilfsmittel: keine

HIIT steht für hochintensives Intervalltraining. Der Name ist hier Programm. Diese Challenge wird definitiv schweißtreibend. Versprochen! Du brauchst eine Pause zwischen den Übungen oder den Sätzen? Nimm sie dir. Aber nur so lange wie nötig!

Tag 1	Tag 2	Tag 3	Tag 4	Tag 5
1 Satz 20 Sek. je Übung	Pause	1 Satz 30 Sek. je Übung	Pause	1 Satz 30 Sek. je Übung
Tag 6	**Tag 7**	**Tag 8**	**Tag 9**	**Tag 10**
Pause	2 Sätze 20 Sek. je Übung	Pause	2 Sätze 20 Sek. je Übung	Pause
Tag 11	**Tag 12**	**Tag 13**	**Tag 14**	**Tag 15**
2 Sätze 30 Sek. je Übung	Pause	2 Sätze 30 Sek. je Übung	Pause	1 Satz 40 Sek. je Übung
Tag 16	**Tag 17**	**Tag 18**	**Tag 19**	**Tag 20**
Pause	1 Satz 50 Sek. je Übung	Pause	3 Sätze 20 Sek. je Übung	Pause
Tag 21	**Tag 22**	**Tag 23**	**Tag 24**	**Tag 25**
3 Sätze 20 Sek. je Übung	Pause	3 Sätze 30 Sek. je Übung	Pause	3 Sätze 30 Sek. je Übung
Tag 26	**Tag 27**	**Tag 28**	**Tag 29**	**Tag 30**
Pause	3 Sätze 40 Sek. je Übung	Pause	1 Satz 60 Sek. je Übung	4 Sätze 30 Sek. je Übung

A **Kniebeuge**

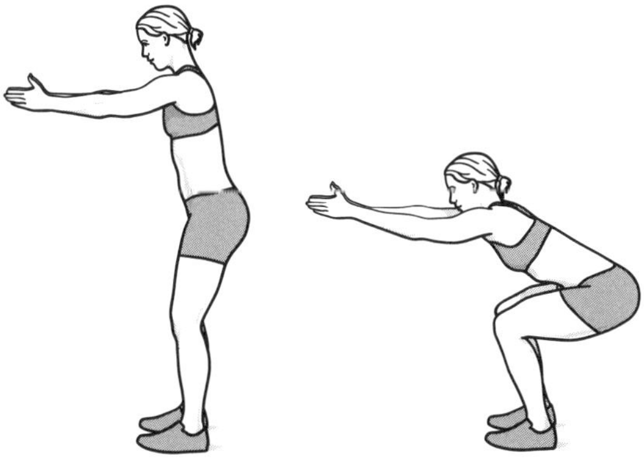

B **Hampelmann**

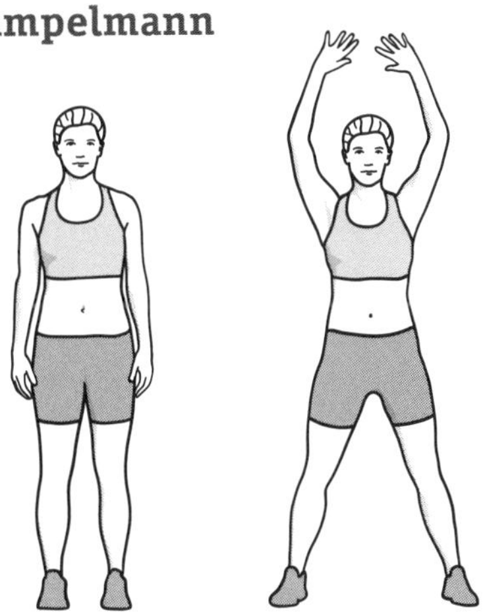

C **Unterarmstütz**

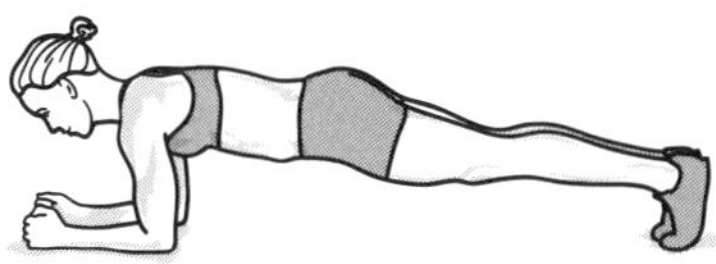

D **Sprinten auf der Stelle**

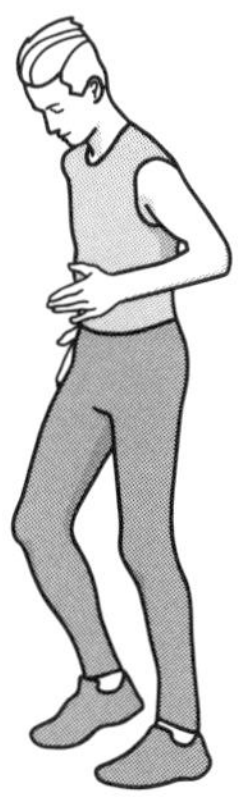

E **Seitstütz mit abgelegten Knien**

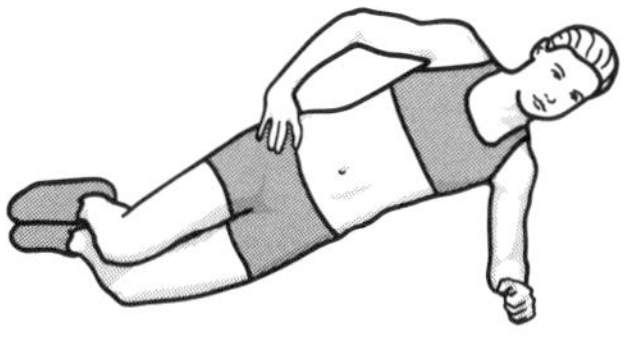

F **Hohe Wechselsprünge mit Überkreuzen**

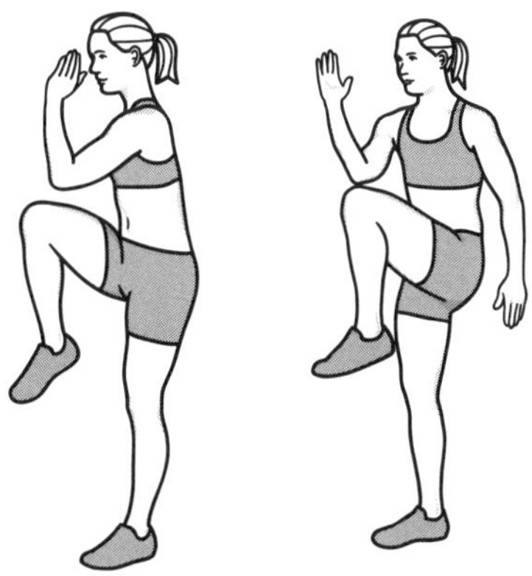

32 HIIT-Challenge 2

Benötigte Hilfsmittel: keine

Leg dir ein Handtuch bereit. Du wirst es brauchen! Nimm dir die nötigen Pausen zwischen den Übungen und den Sätzen. Aber halte diese so kurz wie möglich!

Tag 1	Tag 2	Tag 3	Tag 4	Tag 5
1 Satz 30 Sek. je Übung	Pause	1 Satz 40 Sek. je Übung	Pause	1 Satz 40 Sek. je Übung
Tag 6	**Tag 7**	**Tag 8**	**Tag 9**	**Tag 10**
Pause	2 Sätze 20 Sek. je Übung	Pause	2 Sätze 20 Sek. je Übung	Pause
Tag 11	**Tag 12**	**Tag 13**	**Tag 14**	**Tag 15**
2 Sätze 30 Sek. je Übung	Pause	2 Sätze 30 Sek. je Übung	Pause	1 Satz 60 Sek. je Übung
Tag 16	**Tag 17**	**Tag 18**	**Tag 19**	**Tag 20**
Pause	1 Satz 60 Sek. je Übung	Pause	3 Sätze 20 Sek. je Übung	Pause
Tag 21	**Tag 22**	**Tag 23**	**Tag 24**	**Tag 25**
3 Sätze 20 Sek. je Übung	Pause	3 Sätze 30 Sek. je Übung	Pause	3 Sätze 30 Sek. je Übung
Tag 26	**Tag 27**	**Tag 28**	**Tag 29**	**Tag 30**
Pause	3 Sätze 40 Sek. je Übung	Pause	2 Sätze 40 Sek. je Übung	4 Sätze 30 Sek. je Übung

A Hampelmann

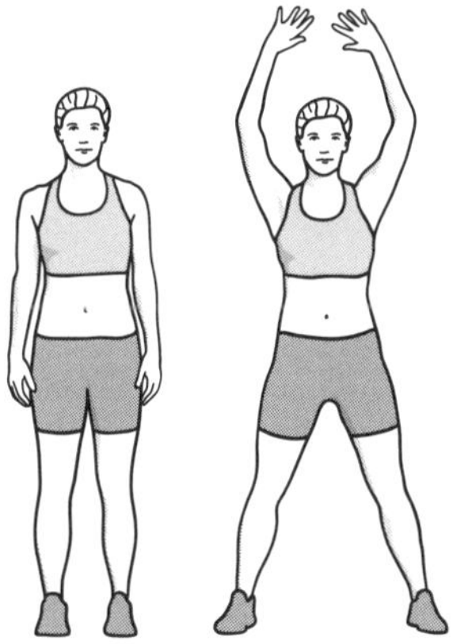

B Bergsteiger im Stütz

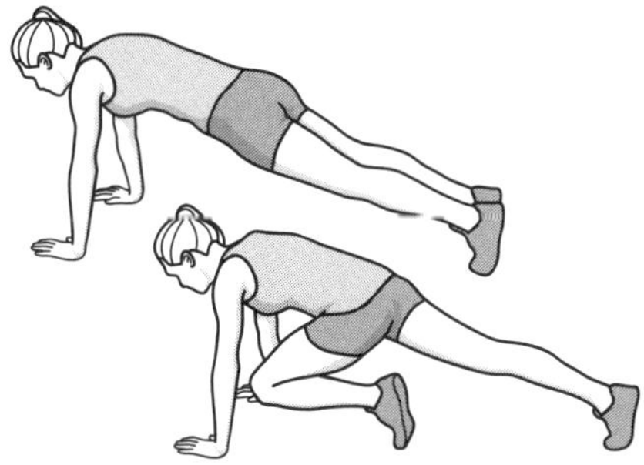

C Scherensprung

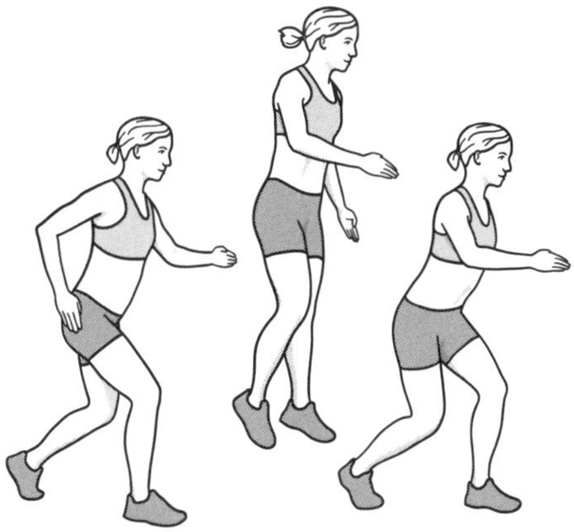

D Seitstütz

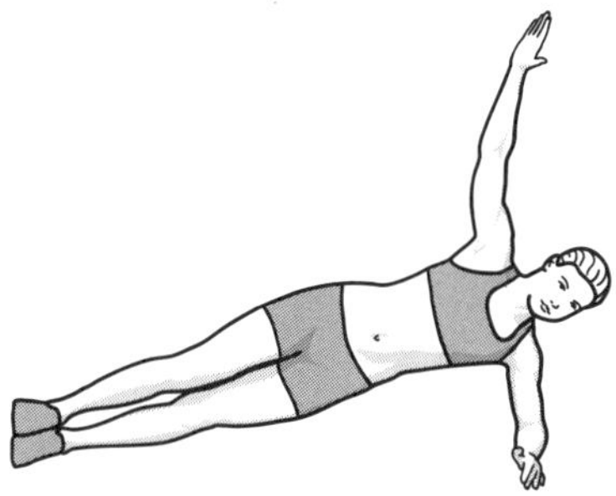

E Kniebeugensprung

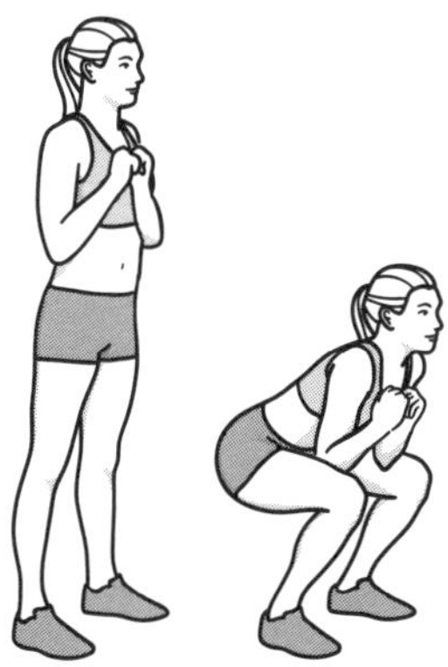

F Paddeln in Bauchlage

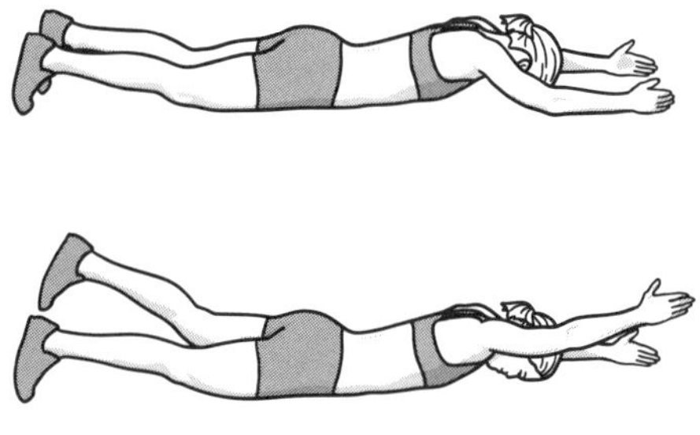

33 HIIT-Challenge 3

1 2 **3**

Benötigte Hilfsmittel: keine

Nur fünf Übungen? Ja – aber dafür sind es die richtigen! Der Puls bleibt oben, indem du die Pausen zwischen den Übungen so kurz wie möglich hältst.

Tag 1	Tag 2	Tag 3	Tag 4	Tag 5
1 Satz 20 Sek. je Übung	Pause	1 Satz 30 Sek. je Übung	Pause	1 Satz 40 Sek. je Übung
Tag 6	**Tag 7**	**Tag 8**	**Tag 9**	**Tag 10**
Pause	2 Sätze 20 Sek. je Übung	Pause	2 Sätze 20 Sek. je Übung	Pause
Tag 11	**Tag 12**	**Tag 13**	**Tag 14**	**Tag 15**
2 Sätze 30 Sek. je Übung	Pause	2 Sätze 30 Sek. je Übung	Pause	1 Satz 60 Sek. je Übung
Tag 16	**Tag 17**	**Tag 18**	**Tag 19**	**Tag 20**
Pause	1 Satz 60 Sek. je Übung	Pause	3 Sätze 20 Sek. je Übung	Pause
Tag 21	**Tag 22**	**Tag 23**	**Tag 24**	**Tag 25**
3 Sätze 20 Sek. je Übung	Pause	3 Sätze 30 Sek. je Übung	Pause	3 Sätze 30 Sek. je Übung
Tag 26	**Tag 27**	**Tag 28**	**Tag 29**	**Tag 30**
Pause	3 Sätze 40 Sek. je Übung	Pause	2 Sätze 50 Sek. je Übung	4 Sätze 30 Sek. je Übung

A Sprinten auf der Stelle

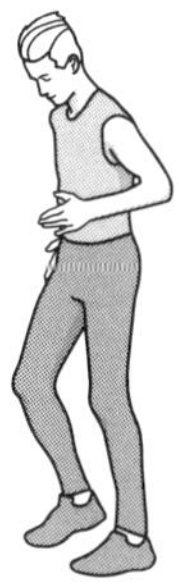

B Dynamischer Seitstütz

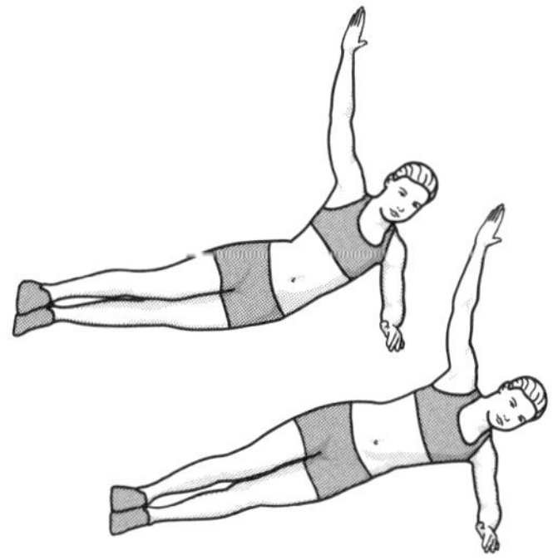

C Burpee

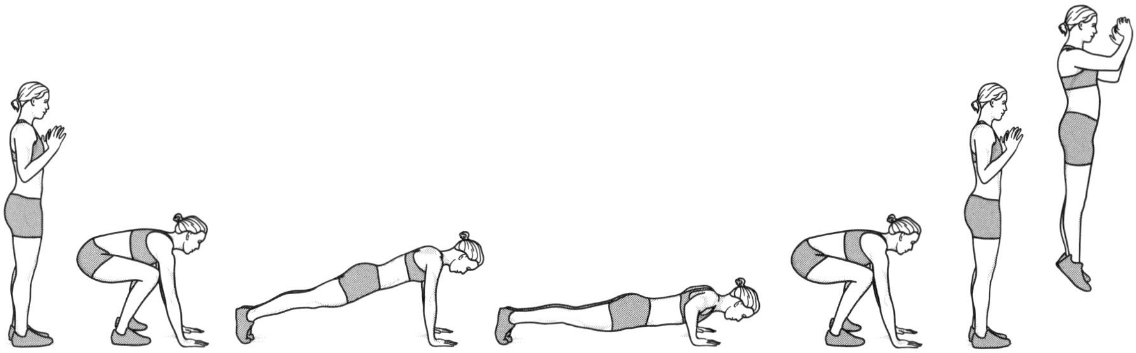

D Käfer

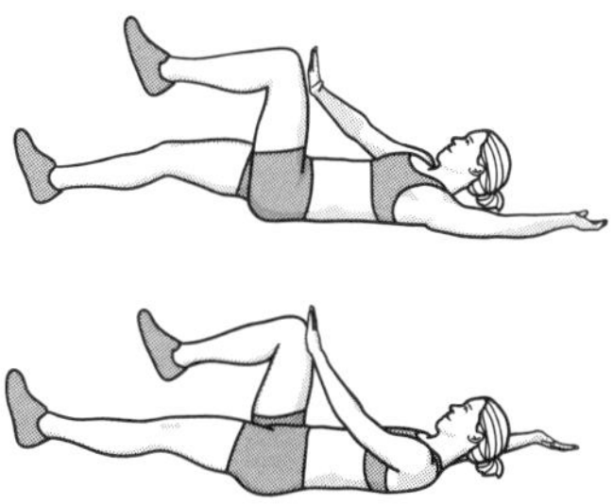

E Ausfallschrittsprung

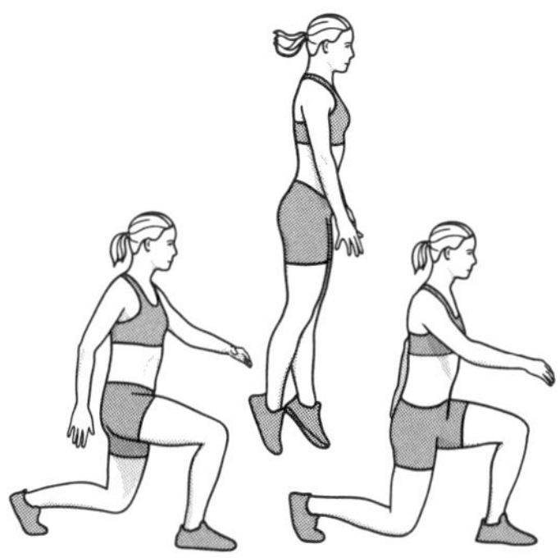

34 10 000 Schritte am Tag

❶❷❸

Benötigte Hilfsmittel: Smartphone oder Activity Tracker

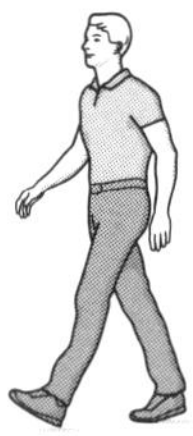

10 000 Schritte sollten doch jeden Tag drin sein, oder? Treppe statt Aufzug, eine bestimmte Strecke zu Fuß statt mit dem Auto – Möglichkeiten im Alltag gibt es viele. Tatsächlich laufen Büromenschen nur 2000 bis 3000 Schritte pro Tag, nötig wären laut Sportwissenschaft 6000. Deshalb ist das dein Anfang. Nutze dein Smartphone oder einen Activity Tracker, um die tägliche Schrittanzahl aufzuzeichnen.

Tag 1	**Tag 2**	**Tag 3**	**Tag 4**	**Tag 5**
6000	6000	6500	6500	7000
Tag 6	**Tag 7**	**Tag 8**	**Tag 9**	**Tag 10**
7000	7500	7500	8000	8000
Tag 11	**Tag 12**	**Tag 13**	**Tag 14**	**Tag 15**
8500	8500	9000	9000	9500
Tag 16	**Tag 17**	**Tag 18**	**Tag 19**	**Tag 20**
9500	10 000	10 000	10 000	10 000
Tag 21	**Tag 22**	**Tag 23**	**Tag 24**	**Tag 25**
10 000	10 000	10 000	10 000	10 000
Tag 26	**Tag 27**	**Tag 28**	**Tag 29**	**Tag 30**
10 000	10 000	10 000	10 000	10 000

35 250 000 Schritte in 30 Tagen

❶❷❸

Benötigte Hilfsmittel: Smartphone oder Activity Tracker

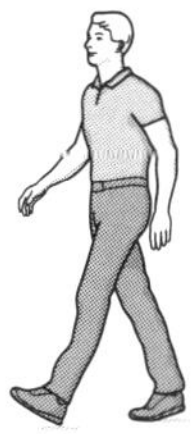

250 000 Schritte in 30 Tagen sind machbar, wenn auch eine Herausforderung. Nutze dein Smartphone oder einen Activity Tracker, um die tägliche Schrittanzahl aufzuzeichnen. Trage jeden Tag deine erreichte Anzahl in die Liste ein. Die empfohlenen Zwischenstände geben dir eine Orientierung, ob du dich auf dem richtigen Weg befindest.

Tag 1	Tag 2	Tag 3	Tag 4	Tag 5
				Empfohlener Zwischenstand mind. 40 000 Schritte
Tag 6	**Tag 7**	**Tag 8**	**Tag 9**	**Tag 10**
				Empfohlener Zwischenstand mind. 80 000 Schritte
Tag 11	**Tag 12**	**Tag 13**	**Tag 14**	**Tag 15**
				Empfohlener Zwischenstand mind. 120 000 Schritte
Tag 16	**Tag 17**	**Tag 18**	**Tag 19**	**Tag 20**
				Empfohlener Zwischenstand mind. 160 000 Schritte
Tag 21	**Tag 22**	**Tag 23**	**Tag 24**	**Tag 25**
				Empfohlener Zwischenstand mind. 200 000 Schritte
Tag 26	**Tag 27**	**Tag 28**	**Tag 29**	**Tag 30**
				Gesamtsumme 250 000 Schritte

36 500 000 Schritte in 30 Tagen

1 2 3

Benötigte Hilfsmittel: Smartphone oder Activity Tracker

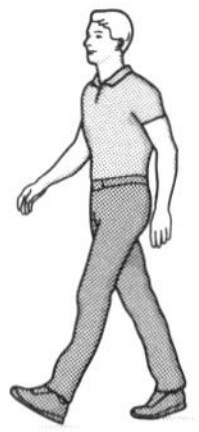

Auf den Aufzug zu verzichten und öfters das Auto stehen zu lassen, das reicht jetzt nicht mehr aus. Hier heißt es: zusätzlich spazieren gehen, wandern oder die Laufschuhe schnüren! Nutze dein Smartphone oder einen Activity Tracker, um die tägliche Schrittanzahl aufzuzeichnen. Trage jeden Tag deine erreichte Anzahl in die Liste ein. Die empfohlenen Zwischenstände geben dir eine Orientierung, ob du dich auf dem richtigen Weg befindest.

Tag 1	Tag 2	Tag 3	Tag 4	Tag 5
				Empfohlener Zwischenstand mind. 80 000 Schritte
Tag 6	**Tag 7**	**Tag 8**	**Tag 9**	**Tag 10**
				Empfohlener Zwischenstand mind. 160 000 Schritte
Tag 11	**Tag 12**	**Tag 13**	**Tag 14**	**Tag 15**
				Empfohlener Zwischenstand mind. 240 000 Schritte
Tag 16	**Tag 17**	**Tag 18**	**Tag 19**	**Tag 20**
				Empfohlener Zwischenstand mind. 320 000 Schritte
Tag 21	**Tag 22**	**Tag 23**	**Tag 24**	**Tag 25**
				Empfohlener Zwischenstand mind. 400 000 Schritte
Tag 26	**Tag 27**	**Tag 28**	**Tag 29**	**Tag 30**
				Gesamtsumme 500 000 Schritte

37 5-km-Lauf

❶❷❸

Benötigte Hilfsmittel: Sportuhr oder Smartphone mit GPS

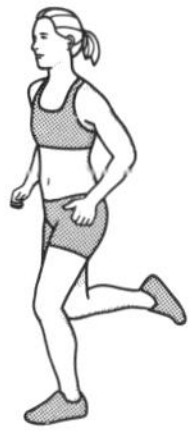

Du möchtest endlich 5 km am Stück joggen können? Das ist ein leicht erreichbares Ziel, wenn du es systematisch angehst. Diese Challenge ist dein Einstieg ins Laufen!

Tag 1	Tag 2	Tag 3	Tag 4	Tag 5
5 x 4 Min. laufen mit 4 Min. Gehpause	Pause	5 x 4 Min. laufen mit 3 Min. Gehpause	Pause	5 x 4 Min. laufen mit 2 Min. Gehpause
Tag 6	**Tag 7**	**Tag 8**	**Tag 9**	**Tag 10**
Pause	5 x 4 Min. laufen mit 2 Min. Gehpause	Pause	5 x 4 Min. laufen mit 1 Min. Gehpause	Pause
Tag 11	**Tag 12**	**Tag 13**	**Tag 14**	**Tag 15**
3 x 7 Min. laufen mit 3 Min. Gehpause	Pause	3 x 7 Min. laufen mit 2 Min. Gehpause	Pause	3 x 9 Min. laufen mit 3 Min. Gehpause
Tag 16	**Tag 17**	**Tag 18**	**Tag 19**	**Tag 20**
3 x 9 Min. laufen mit 2 Min. Gehpause	Pause	3 x 12 Min. laufen mit 2 Min. Gehpause	Pause	3 km am Stück laufen
Tag 21	**Tag 22**	**Tag 23**	**Tag 24**	**Tag 25**
Pause	2 x 15 Min. laufen mit 3 Min. Gehpause	Pause	2 x 15 Min. laufen mit 2 Min. Gehpause	Pause
Tag 26	**Tag 27**	**Tag 28**	**Tag 29**	**Tag 30**
2 x 15 Min. laufen mit 1 Min. Gehpause	Pause	2 x 18 Min. laufen mit 1 Min. Gehpause	Pause	5 km am Stück laufen

38 10-km-Lauf

Benötigte Hilfsmittel: Sportuhr oder Smartphone mit GPS

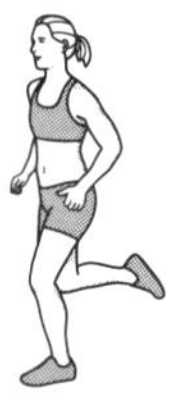

Die 5 km reichen dir nicht mehr? Dann lauf los! Mit jedem Tag kommst du der 10-km-Marke ein Stück näher. Im Gegensatz zu Challenge 39, dem 10-km-Rennen, bereitest du dich hier auf deine allerersten 10 km vor, sodass du sie am Ende am Stück laufen kannst.

Tag 1	Tag 2	Tag 3	Tag 4	Tag 5
5 km am Stück laufen	Pause	2 x 20 Min. laufen mit 3 Min. Gehpause	Pause	5 x 10 Min. laufen mit 3 Min. Gehpause
Tag 6	**Tag 7**	**Tag 8**	**Tag 9**	**Tag 10**
Pause	5 x 10 Min. laufen mit 2 Min. Gehpause	Pause	Pause	3 x 15 Min. laufen mit 4 Min. Gehpause
Tag 11	**Tag 12**	**Tag 13**	**Tag 14**	**Tag 15**
Pause	3 x 15 Min. laufen mit 3 Min. Gehpause	Pause	5 x 10 Min. laufen mit 1 Min. Gehpause	Pause
Tag 16	**Tag 17**	**Tag 18**	**Tag 19**	**Tag 20**
2 x 20 Min. laufen mit 2 Min. Gehpause	Pause	3 x 15 Min. laufen mit 2 Min. Gehpause	Pause	7 km am Stück laufen
Tag 21	**Tag 22**	**Tag 23**	**Tag 24**	**Tag 25**
Pause	Pause	6 x 10 Min. laufen mit 1 Min. Gehpause	Pause	2 x 30 Min. laufen mit 3 Min. Gehpause
Tag 26	**Tag 27**	**Tag 28**	**Tag 29**	**Tag 30**
Pause	4 x 15 Min. laufen mit 1 Min. Gehpause	Pause	Pause	10 km am Stück laufen

39 10-km-Rennen

1 **2** 3

Benötigte Hilfsmittel: Sportuhr oder Smartphone mit GPS

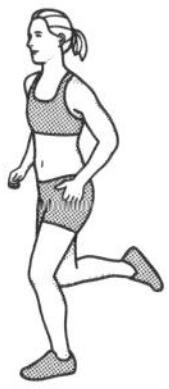

Nichts motiviert mehr, als sich mit anderen bei einem Rennen zu messen. 10-km-Läufe sind eine beliebte Distanz. Als Stadt- und Volksläufe sind sie überall zu finden. Nimm die Challenge an und schreibe dich zu einem Rennen ein. Allein schon die Anmeldung zu solch einem Event kann eine unglaubliche Motivation auslösen. Gib an Tag 30 alles, du bist gut vorbereitet!

Tag 1	Tag 2	Tag 3	Tag 4	Tag 5
5 km laufen (lockeres Tempo)	Pause	5 Min. einlaufen, 5 x 500 m flotter Lauf mit jeweils 2 Min. Trabpause, 5 Min. auslaufen	Pause	8 km laufen (mittleres Tempo)
Tag 6	**Tag 7**	**Tag 8**	**Tag 9**	**Tag 10**
Pause	5 km laufen (schnelles Tempo)	Pause	Pause	10 Min. einlaufen, 5 x 500 m flotter Lauf mit jeweils 2 Min. Trabpause, 10 Min. auslaufen
Tag 11	**Tag 12**	**Tag 13**	**Tag 14**	**Tag 15**
Pause	10 km laufen (lockeres Tempo)	Pause	5 km laufen (schnelles Tempo)	Pause
Tag 16	**Tag 17**	**Tag 18**	**Tag 19**	**Tag 20**
10 Min. einlaufen, 5 x 500 m flotter Lauf mit jeweils 1 Min. Trabpause, 10 Min. auslaufen	Pause	12 km laufen (lockeres Tempo)	Pause	6 km laufen (mittleres Tempo)
Tag 21	**Tag 22**	**Tag 23**	**Tag 24**	**Tag 25**
Pause	Pause	10 Min. einlaufen, 3 x 1000 m flotter Lauf mit jeweils 2 Min. Trabpause, 10 Min. auslaufen	Pause	8 km laufen (mittleres Tempo)
Tag 26	**Tag 27**	**Tag 28**	**Tag 29**	**Tag 30**
Pause	10 km laufen (lockeres Tempo)	Pause	Pause	Renntag – gib alles!

40 Running Challenge: 100 km in 30 Tagen

Benötigte Hilfsmittel: Sportuhr oder Smartphone mit GPS

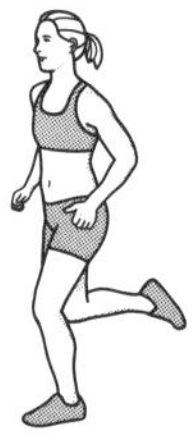

100 km verteilt auf 30 Tage – das ist eine Challenge für Läufer, die schon eine gewisse Strecke am Stück schaffen. Die zusätzlichen Kräftigungsübungen werden dich zum besseren und schnelleren Läufer machen. Führe jede Übung 30 Sekunden aus, bei einseitigen Übungen gelten diese pro Körperseite. Gönn dir zwischen den einzelnen Sätzen 30 Sekunden Pause.

Tag 1	Tag 2	Tag 3	Tag 4	Tag 5
3 km laufen	Kräftigung 1 Satz	5 km laufen	Pause	3 km laufen
Tag 6	**Tag 7**	**Tag 8**	**Tag 9**	**Tag 10**
Kräftigung 1 Satz	5 km laufen	3 km laufen	Pause	5 km laufen
Tag 11	**Tag 12**	**Tag 13**	**Tag 14**	**Tag 15**
Kräftigung 2 Sätze	6 km laufen	Pause	7 km laufen	3 km laufen
Tag 16	**Tag 17**	**Tag 18**	**Tag 19**	**Tag 20**
Kräftigung 2 Sätze	Pause	10 km laufen	Kräftigung 2 Sätze	7 km laufen
Tag 21	**Tag 22**	**Tag 23**	**Tag 24**	**Tag 25**
Pause	10 km laufen	5 km laufen	Kräftigung 3 Sätze	5 km laufen
Tag 26	**Tag 27**	**Tag 28**	**Tag 29**	**Tag 30**
Pause	7 km laufen	Kräftigung 3 Sätze	4 km laufen	12 km laufen

A **Unterarmstütz mit abgelegten Knien**

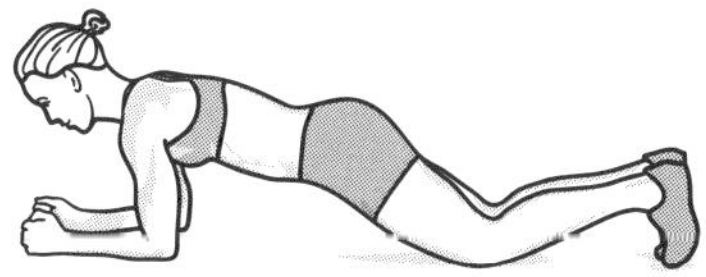

B **Seitstütz mit abgelegten Knien**

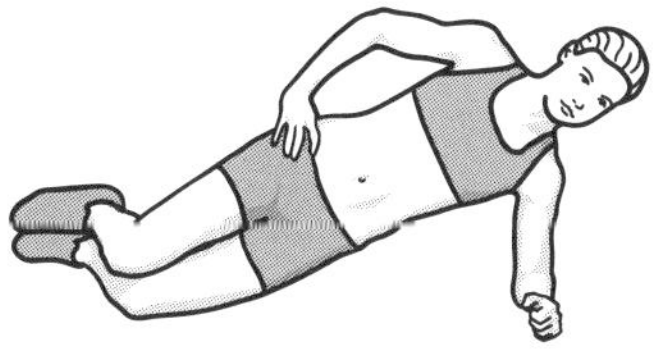

C **Armheben aus der Bauchlage**

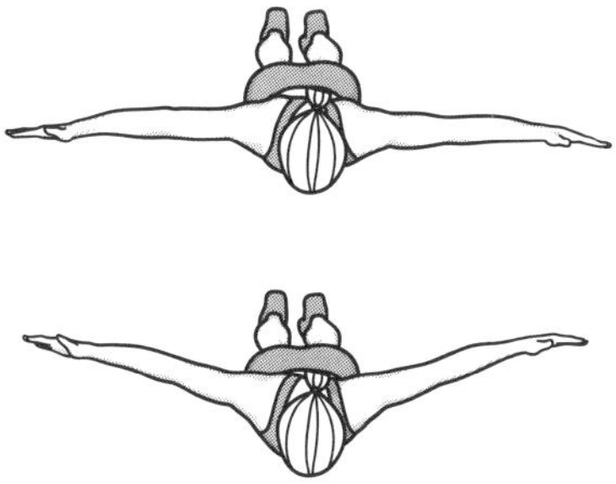

D **Einbeiniges Beckenheben**

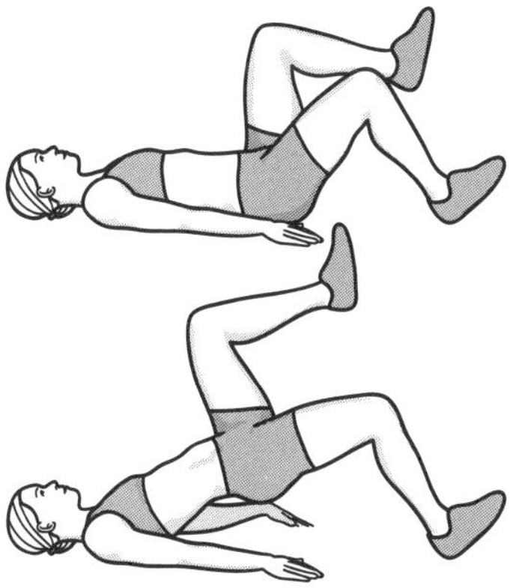

E **Ausfallschritt**

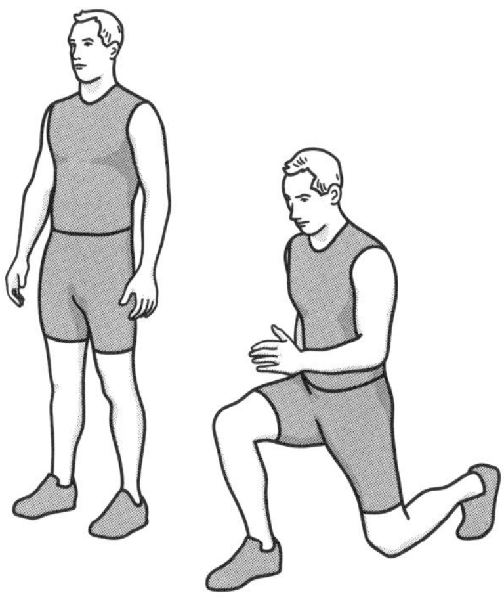

41 Running Challenge: 250 km in 30 Tagen

1 2 3

Benötigte Hilfsmittel: Sportuhr oder Smartphone mit GPS

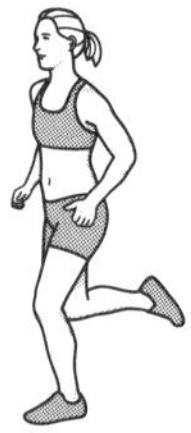

Laufen ist dein Ding? Dann ist auch diese Challenge dein Ding! Die zusätzlichen Kräftigungsübungen werden dich zum besseren und schnelleren Läufer machen. Führe jede Übung 30 Sekunden aus, bei einseitigen Übungen gelten diese pro Körperseite. Gönn dir zwischen den einzelnen Sätzen 30 Sekunden Pause.

Tag 1	Tag 2	Tag 3	Tag 4	Tag 5
10 km laufen	Kräftigung 2 Sätze	5 km laufen	Pause	15 km laufen
Tag 6	**Tag 7**	**Tag 8**	**Tag 9**	**Tag 10**
Kräftigung 2 Sätze	10 km laufen	Pause	15 km laufen	8 km laufen
Tag 11	**Tag 12**	**Tag 13**	**Tag 14**	**Tag 15**
Kräftigung 2 Sätze	10 km laufen	Pause	15 km laufen	12 km laufen
Tag 16	**Tag 17**	**Tag 18**	**Tag 19**	**Tag 20**
Kräftigung 2 Sätze	18 km laufen	Pause	12 km laufen	15 km laufen
Tag 21	**Tag 22**	**Tag 23**	**Tag 24**	**Tag 25**
10 km laufen	Kräftigung 2 Sätze	20 km laufen	Pause	20 km laufen
Tag 26	**Tag 27**	**Tag 28**	**Tag 29**	**Tag 30**
Kräftigung 2 Sätze	20 km laufen	10 km laufen	Pause	25 km laufen

A Unterarmstütz mit wechselndem Beinanheben

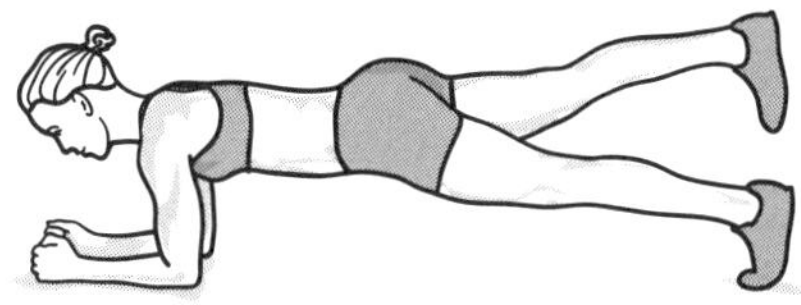

B Seitstütz

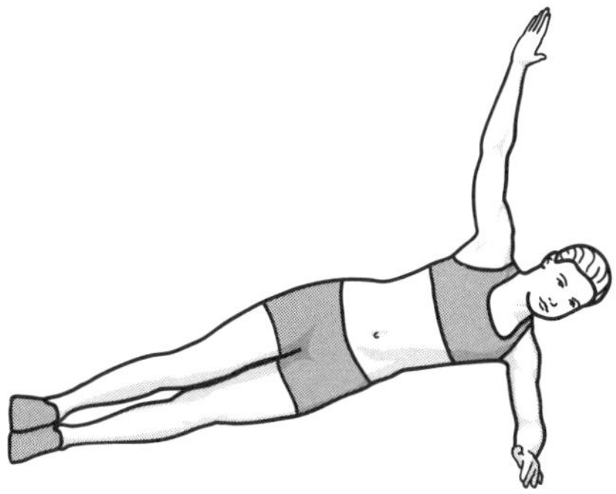

C Paddeln in Bauchlage

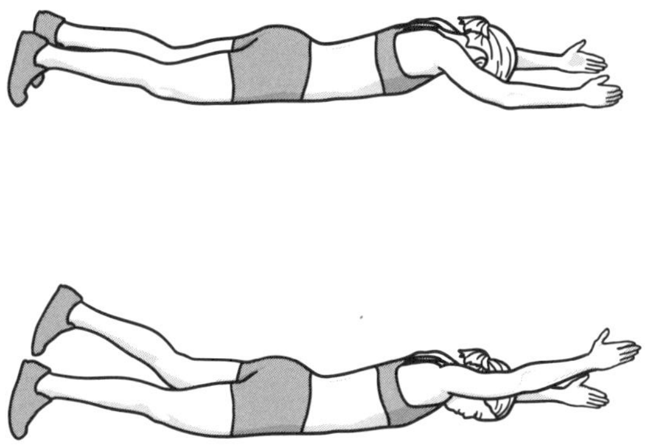

D Frontstütz mit Armheben

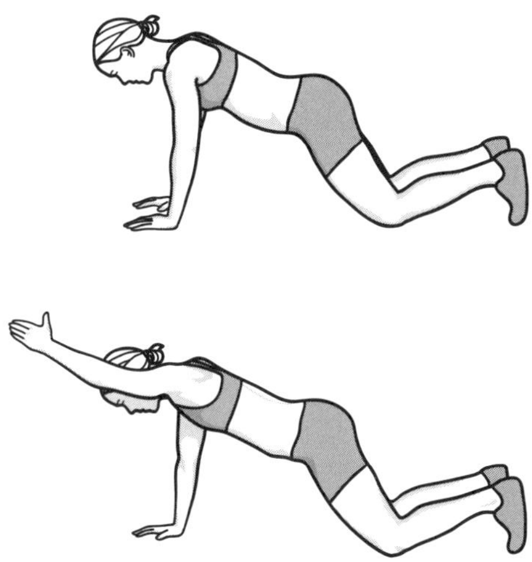

42 Seilsprung-Challenge 1

❶❷❸

Benötigte Hilfsmittel: Sprungseil

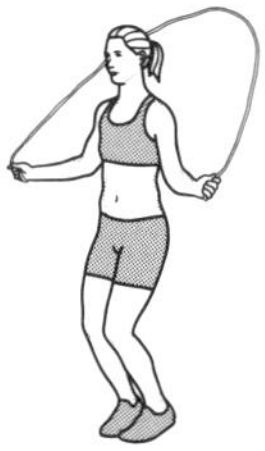

Seilspringen hast du als Kind früher gern gemacht? Dann wird es höchste Zeit für diese Challenge! Zum Eingewöhnen startest du mit einer relativ geringen Sprungzahl. Je mehr Übung du hast, desto sicherer wirst du auch und schaffst immer mehr Sprünge ohne Unterbrechung. Entscheide selbst, wie du die Gesamtzahl pro Tag schaffst – entweder gesplittet oder gesamt.

Tag 1	Tag 2	Tag 3	Tag 4	Tag 5
50	75	Pause	100	125
Tag 6	**Tag 7**	**Tag 8**	**Tag 9**	**Tag 10**
150	175	Pause	200	225
Tag 11	**Tag 12**	**Tag 13**	**Tag 14**	**Tag 15**
250	275	Pause	300	325
Tag 16	**Tag 17**	**Tag 18**	**Tag 19**	**Tag 20**
350	375	Pause	400	425
Tag 21	**Tag 22**	**Tag 23**	**Tag 24**	**Tag 25**
450	475	Pause	500	525
Tag 26	**Tag 27**	**Tag 28**	**Tag 29**	**Tag 30**
550	575	Pause	600	700

43 Seilsprung-Challenge 2

1 **2** 3

Benötigte Hilfsmittel: Sprungseil

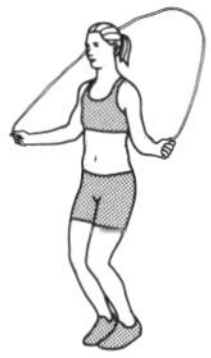

Eine Challenge mit Wadenmuskelkater-Garantie! Folgende Sprungvarianten findest du im Trainingsplan vor: **Bounce Step** = mit beiden Füßen abspringen, **Alternate Foot Step** = im Wechsel nur mit einem Fuß abspringen, **High Step** – gleiche Technik wie beim Bounce Step, die Knie werden jedoch deutlich weiter angehoben

Tag 1	Tag 2	Tag 3	Tag 4	Tag 5
2 Min. Alternate Foot Step	1 Min. Bounce Step 1 Min. Alternate Foot Step 1 Min. High Step	Pause	100 High Step	200 Bounce Step
Tag 6	**Tag 7**	**Tag 8**	**Tag 9**	**Tag 10**
4 Min. Alternate Foot Step	1 Min. Bounce Step 2 Min. Alternate Foot Step 1 Min. High Step	Pause	200 High Step	300 Bounce Step
Tag 11	**Tag 12**	**Tag 13**	**Tag 14**	**Tag 15**
6 Min. Alternate Foot Step	1 Min. Bounce Step 3 Min. Alternate Foot Step 1 Min. High Step	Pause	300 High Step	400 Bounce Step
Tag 16	**Tag 17**	**Tag 18**	**Tag 19**	**Tag 20**
8 Min. Alternate Foot Step	1 Min. Bounce Step 4 Min. Alternate Foot Step 1 Min. High Step	Pause	400 High Step	500 Bounce Step
Tag 21	**Tag 22**	**Tag 23**	**Tag 24**	**Tag 25**
10 Min. Alternate Foot Step	1 Min. Bounce Step 5 Min. Alternate Foot Step 1 Min. High Step	Pause	500 High Step	600 Bounce Step
Tag 26	**Tag 27**	**Tag 28**	**Tag 29**	**Tag 30**
12 Min. Alternate Foot Step	1 Min. Bounce Step 6 Min. Alternate Foot Step 1 Min. High Step	Pause	600 High Step	700 Bounce Step

44 Fatburning Challenge 1

1 2 3

Benötigte Hilfsmittel: Pulsuhr mit Kalorienfunktion, Sprungseil

Bei dieser Challenge verbrennst du täglich 300 Kalorien! Führe jede Übung 30 Sekunden in der angegebenen Reihenfolge aus. Halte die Pausen zwischen den Übungen so kurz wie möglich, vielleicht schaffst du manche Runden sogar ohne Pause. Nach jeder Runde kannst du eine Satzpause von 15 Sekunden einlegen. Über die Anzahl der Sätze entscheidet die Pulsuhr: Sie zeigt dir an, wann du 300 Kalorien verbrannt hast. Notiere die Anzahl der Sätze, damit du später einen Vergleich hast.

Tag	Übungen	Belastungszeit in Sek.	Belastungspause in Sek.	Sätze
1	ABCDEF	30	15	
2	ABCDEF	30	15	
3	ABCDEF	30	15	
4	ABCDEF	30	15	
5	ABCDEF	30	15	
6	ABCDEF	30	15	
7	ABCDEF	30	15	
8	ABCDEF	30	15	
9	ABCDEF	30	15	
10	ABCDEF	30	15	
11	ABCDEF	30	15	
12	ABCDEF	30	15	
13	ABCDEF	30	15	
14	ABCDEF	30	15	
15	ABCDEF	30	15	
16	ABCDEF	30	15	
17	ABCDEF	30	15	
18	ABCDEF	30	15	
19	ABCDEF	30	15	
20	ABCDEF	30	15	
21	ABCDEF	30	15	
22	ABCDEF	30	15	
23	ABCDEF	30	15	
24	ABCDEF	30	15	
25	ABCDEF	30	15	
26	ABCDEF	30	15	
27	ABCDEF	30	15	
28	ABCDEF	30	15	
29	ABCDEF	30	15	
30	ABCDEF	30	15	

A Seilspringen

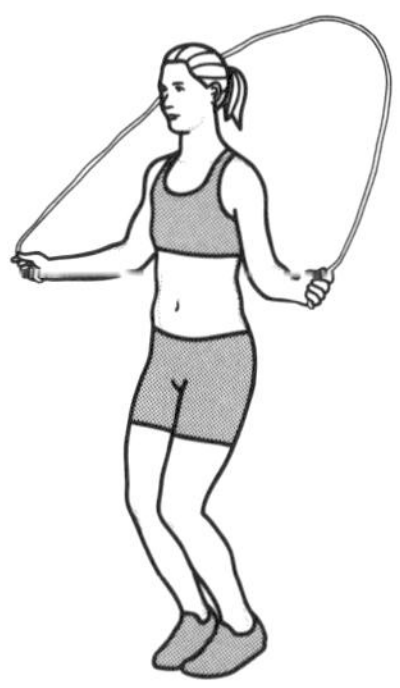

B Liegestütz mit abgelegten Knien

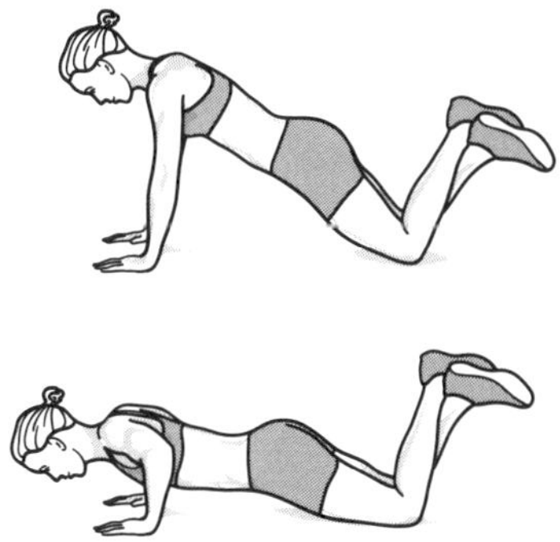

C Hampelmann

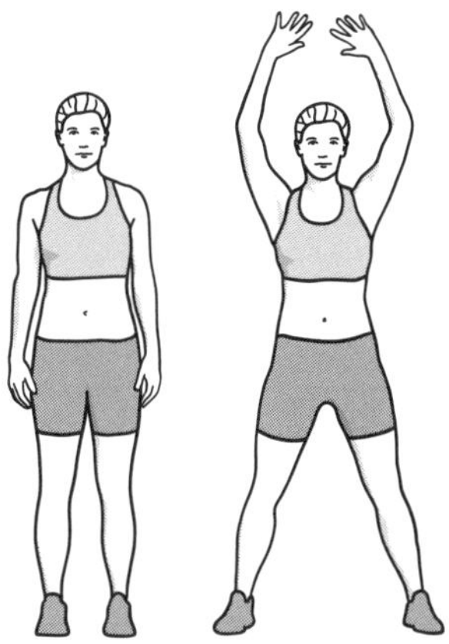

D Bergsteiger im Stütz

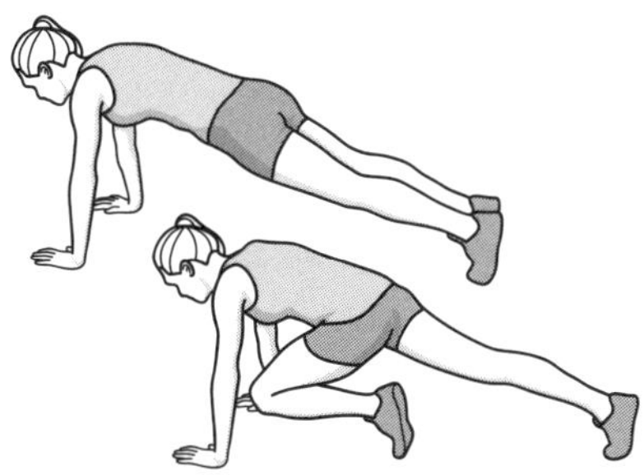

E Hohe Wechselsprünge mit Überkreuzen

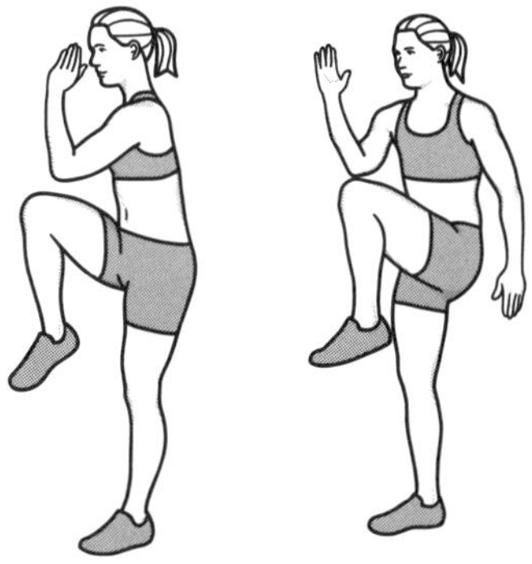

F Paddeln in Bauchlage

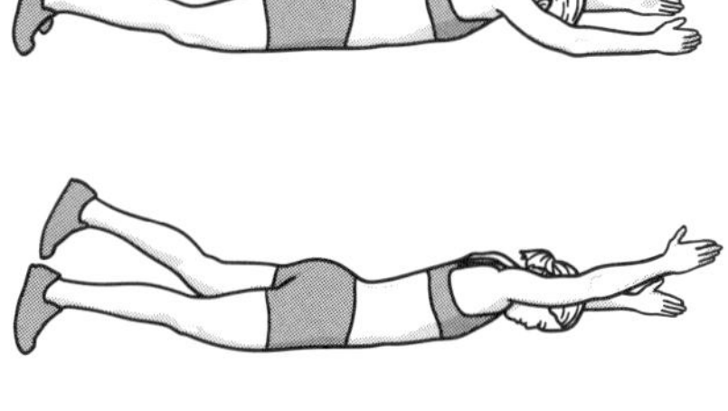

45 Fatburning Challenge 2

1 2 3

Benötigte Hilfsmittel: Pulsuhr mit Kalorienfunktion, Erhöhung (z. B. Stuhl, Bank, Couchtisch)

15 000 verbrannte Kalorien in 30 Tagen – wow! Die verbrauchten Kalorien steigen jeden Tag, somit verlängert sich auch dein Workout. Führe jede Übung 30 Sekunden in der angegebenen Reihenfolge aus. Halte die Pausen zwischen den einzelnen Übungen und Sätzen möglichst kurz. Mach so viele Sätze, bis du die angegebene Kalorienanzahl verbrannt hast. Auch deine Ausdauereinheit ist erst nach Erreichen der angegebenen Kalorienanzahl beendet.

Tag 1	Tag 2	Tag 3	Tag 4	Tag 5
300 kcal Workout	500 kcal Ausdauer deiner Wahl	400 kcal Workout	Pause	600 kcal Ausdauer deiner Wahl
Tag 6	**Tag 7**	**Tag 8**	**Tag 9**	**Tag 10**
400 kcal Workout	700 kcal Ausdauer deiner Wahl	400 kcal Workout	400 kcal Ausdauer deiner Wahl	300 kcal Workout
Tag 11	**Tag 12**	**Tag 13**	**Tag 14**	**Tag 15**
Pause	500 kcal Workout	800 kcal Ausdauer deiner Wahl	300 kcal Workout	800 kcal Ausdauer deiner Wahl
Tag 16	**Tag 17**	**Tag 18**	**Tag 19**	**Tag 20**
500 kcal Workout	Pause	800 kcal Ausdauer deiner Wahl	400 kcal Workout	1000 kcal Ausdauer deiner Wahl
Tag 21	**Tag 22**	**Tag 23**	**Tag 24**	**Tag 25**
500 kcal Workout	800 kcal Ausdauer deiner Wahl	600 kcal Workout	1000 kcal Ausdauer deiner Wahl	Pause
Tag 26	**Tag 27**	**Tag 28**	**Tag 29**	**Tag 30**
600 kcal Workout	1200 kcal Ausdauer deiner Wahl	Pause	600 kcal Ausdauer deiner Wahl	600 kcal Workout

A Sprinten auf der Stelle

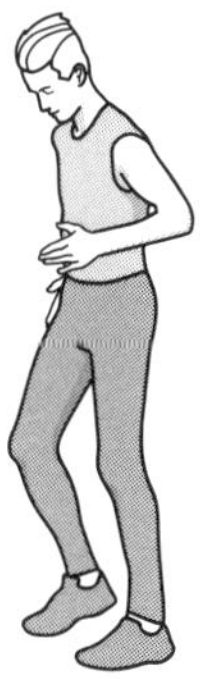

B Diagonaler Crunch mit Beinanziehen

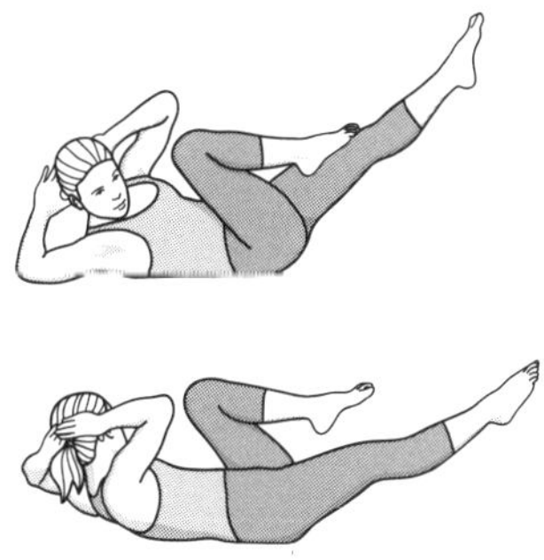

C Scherensprung

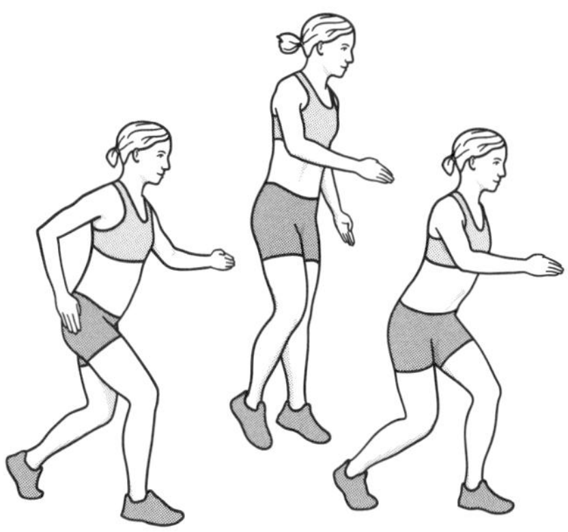

D Erhöhter Liegestütz

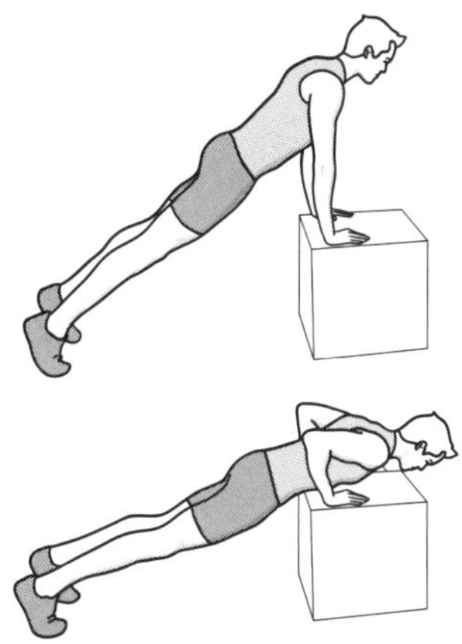

E Hohe Wechselsprünge mit Überkreuzen

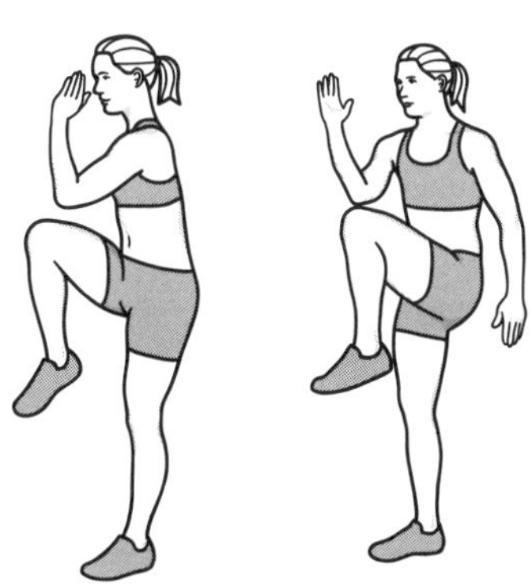

F Ausfallschritt

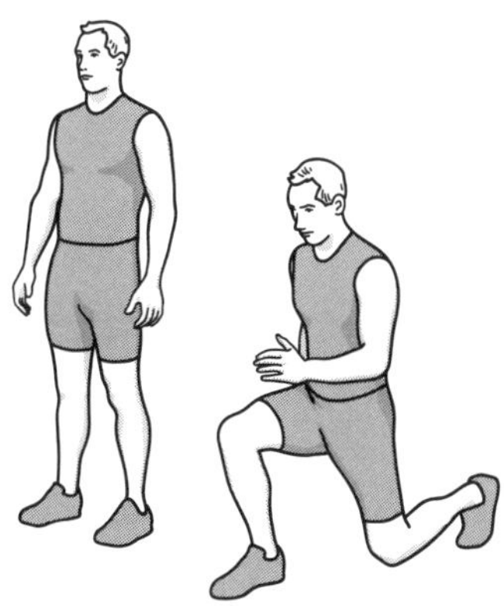

46 Morgenroutine

❶❷❸

Benötigte Hilfsmittel: keine

Mit dieser Challenge gelingt dir der perfekte Start in den Tag! Für die ersten 15 Tage hast du vorgegebene Workouts, für die nächsten 15 Tage kannst du von vorn beginnen oder dir eigene Workouts zusammenstellen. Es genügen vier bis sechs Übungen. Führe jede Übung für 30 Sekunden aus, bei einseitigen Übungen gelten diese pro Körperseite.

Tag 1	Tag 2	Tag 3	Tag 4	Tag 5
ABCD	BCEFG	ABCF	BCFHI	ABCG
Tag 6	**Tag 7**	**Tag 8**	**Tag 9**	**Tag 10**
BCGHI	ABCDH	ABCDGH	BCEGI	BCDFHI
Tag 11	**Tag 12**	**Tag 13**	**Tag 14**	**Tag 15**
ACDHI	CDFHI	ABCD	BCEHI	ACDE
Tag 16	**Tag 17**	**Tag 18**	**Tag 19**	**Tag 20**
ABCD ________	BCEFG ________	ABCF ________	BCFHI ________	ABCG ________
Tag 21	**Tag 22**	**Tag 23**	**Tag 24**	**Tag 25**
BCGHI ________	ABCDH ________	ABCDGH ________	BCEGI ________	BCDFHI ________
Tag 26	**Tag 27**	**Tag 28**	**Tag 29**	**Tag 30**
ACDHI ________	CDFHI ________	ABCD ________	BCEHI ________	ACDE ________

A Halswirbelsäulen-Schulter-Mobilisation

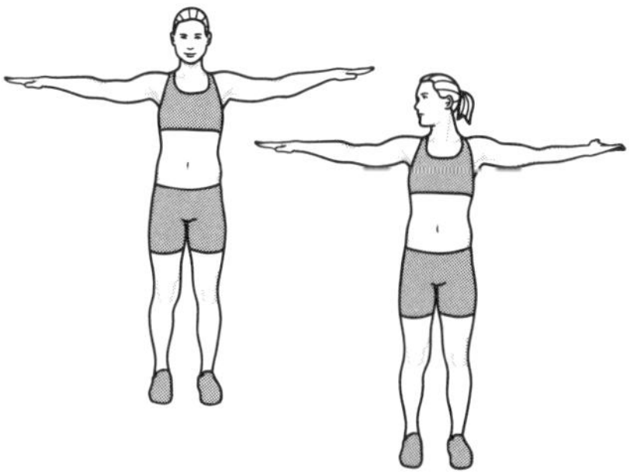

B Wirbelsäulenmobilisation im Vierfüßlerstand

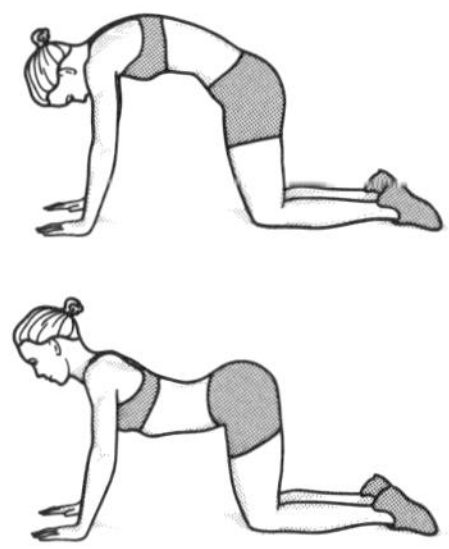

C Brustwirbelsäulen-Schulter-Mobilisation

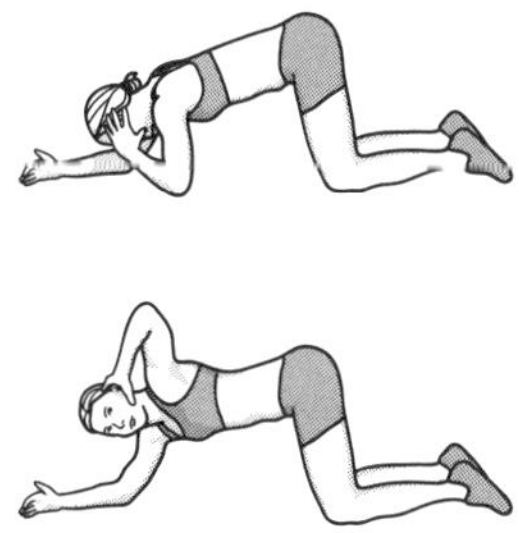

D Kniebeuge

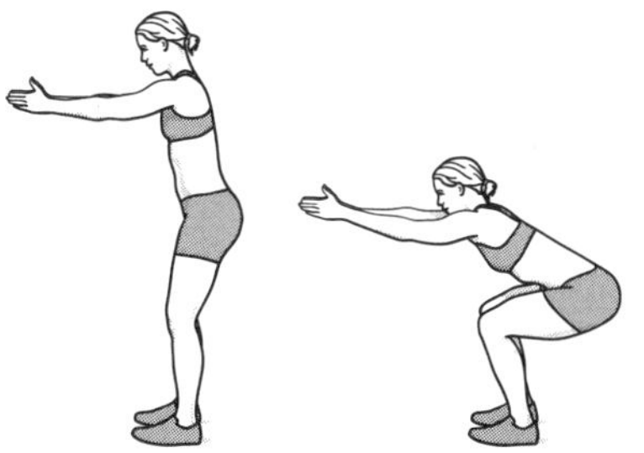

E Crunch aus dem Vierfüßlerstand

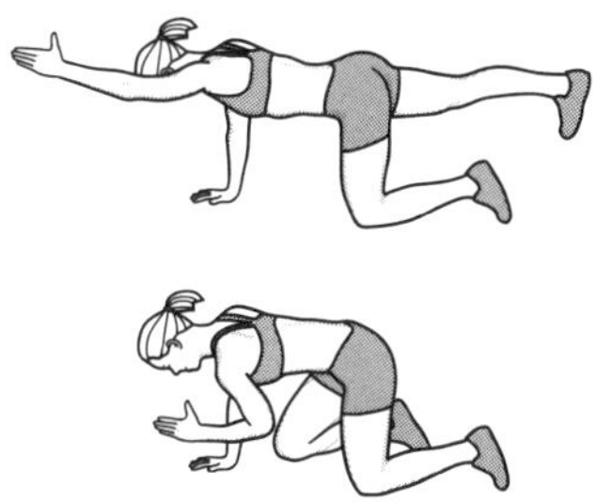

F Seitstütz mit abgelegten Knien

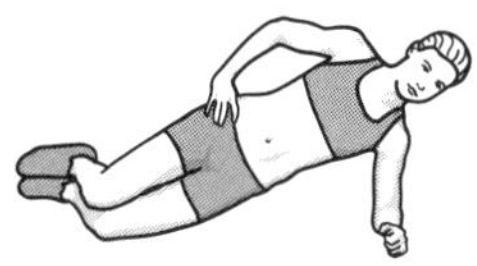

G Liegestütz mit abgelegten Knien

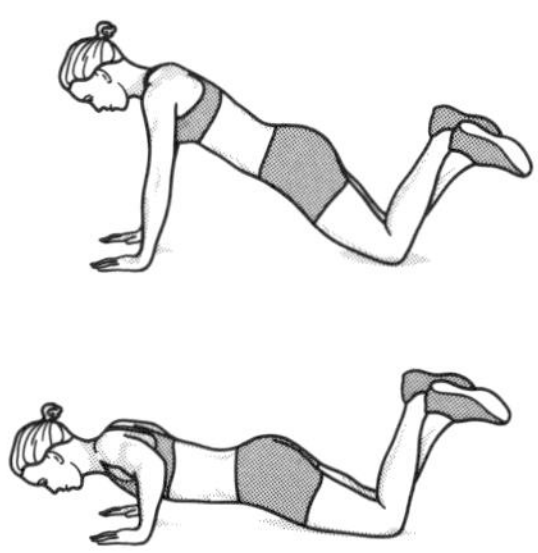

H Paddeln in Bauchlage

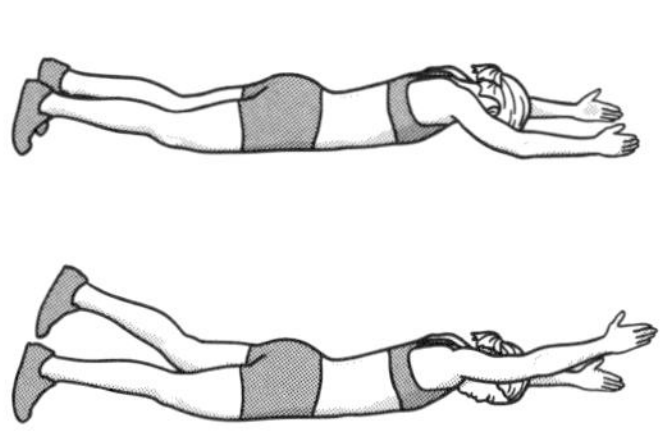

I Ausfallschritt

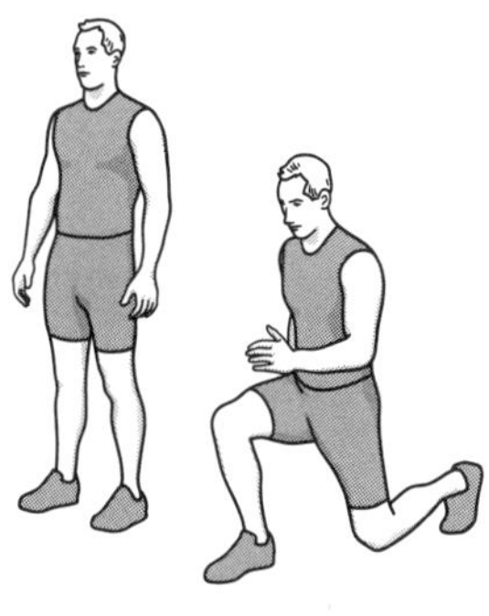

47 Fit and Strong

❶❷❸

Benötigte Hilfsmittel: Faszienrolle, Faszienkugel

Langes Sitzen und Bildschirmarbeit wirken sich negativ auf unsere Körperhaltung aus. Mit dieser Challenge kannst du etwas dagegen tun! Führe täglich jedes der angegebenen Workouts durch. Jede Übung wird 30 Sekunden absolviert, bei einseitigen Übungen gilt dies pro Körperseite. Ab Tag 16 ist Platz für deine eigenen Workouts oder du fährst wie angegeben fort.

Tag 1	Tag 2	Tag 3	Tag 4	Tag 5
BGHI	ACDEF	ABCG	BGHI	ACDEF
Tag 6	**Tag 7**	**Tag 8**	**Tag 9**	**Tag 10**
BGHI	ACDEF	ABCG	ACDEF	BGHI
Tag 11	**Tag 12**	**Tag 13**	**Tag 14**	**Tag 15**
ACDEF	ABCG	BGHI	ACDEF	ABCG
Tag 16	**Tag 17**	**Tag 18**	**Tag 19**	**Tag 20**
DEFGHI	ABCG	ACDEF	DEFGHI	BGHI
Tag 21	**Tag 22**	**Tag 23**	**Tag 24**	**Tag 25**
ACDEF	ABCG	DEFGHI	BGHI	ACDEF
Tag 26	**Tag 27**	**Tag 28**	**Tag 29**	**Tag 30**
ABCG	DEFGHI	BGHI	ACDEF	DEFGHI

A Halswirbelsäulen-Schulter-Mobilisation

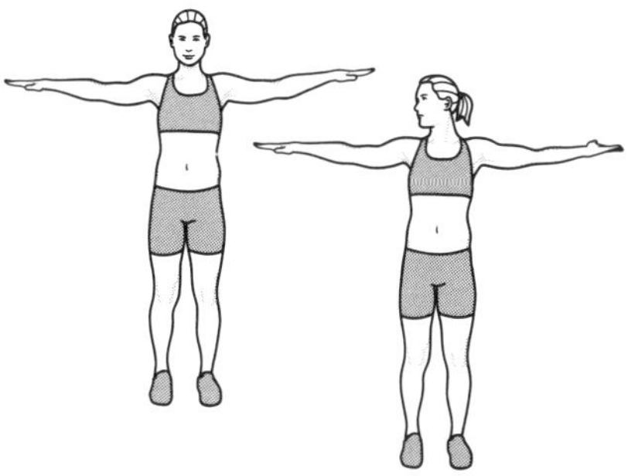

B Wirbelsäulenmobilisation im Vierfüßlerstand

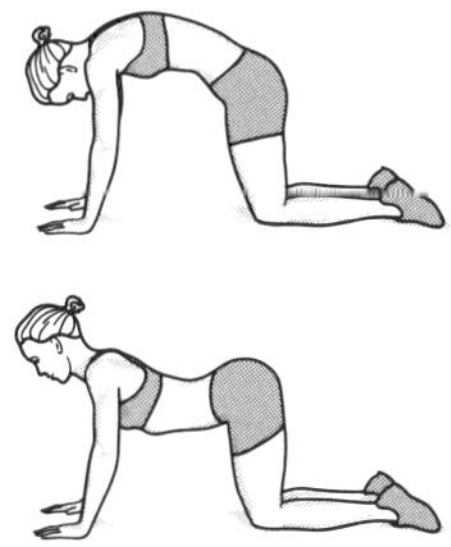

C Brustwirbelsäulen-Schulter-Mobilisation

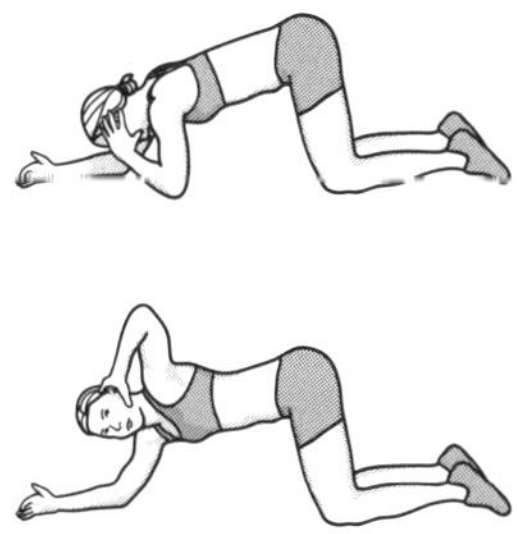

D Armheben aus der Bauchlage

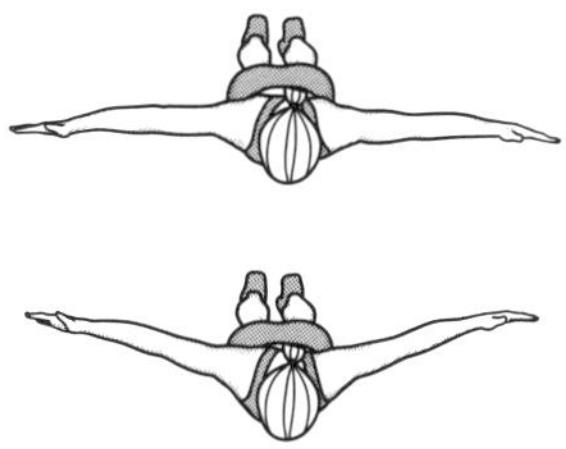

E Frontstütz mit Armheben

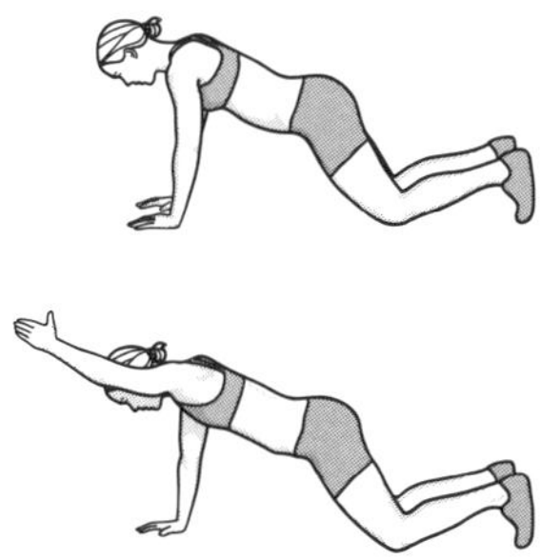

F Seitstütz mit abgelegten Knien

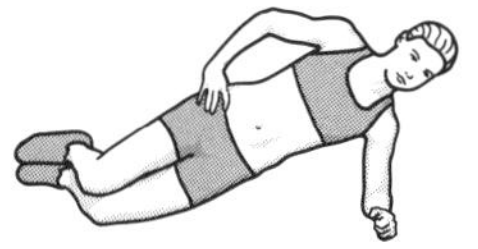

G Ausrollen des oberen Rückens

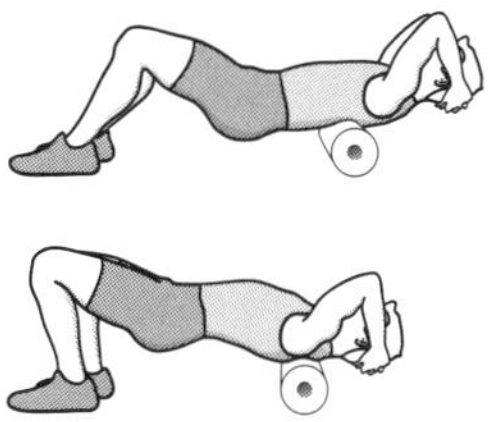

H Ausrollen der Nackenmuskulatur

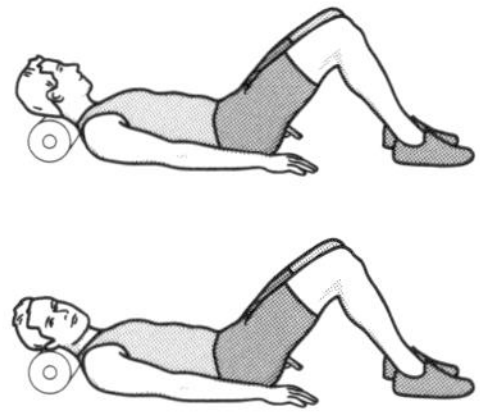

I Ausrollen der Brustmuskulatur

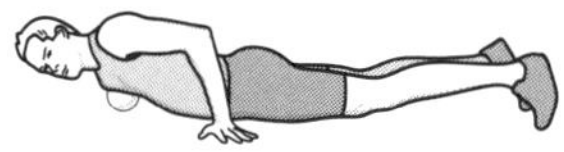

48 Mobility Challenge

❶❷❸

Benötigte Hilfsmittel: Faszienrolle, Faszienkugel

Erreichst du mit den Fingerspitzen bei gestreckten Beinen deine Fußspitzen? Nein? Dann wird es höchste Zeit für diese Challenge. Führe täglich jedes der angegeben Workouts durch. Jede Übung wird 1 Minute absolviert, bei einseitigen Übungen gilt dies pro Körperseite. Miss am ersten und am letzten Tag zur Erfolgskontrolle deinen Finger-Boden-Abstand mit einem Lineal. Ab Tag 16 ist Platz für deine eigenen Workouts oder du fährst wie angegeben fort.

Tag 1	Tag 2	Tag 3	Tag 4	Tag 5
ABCDEF	GHI	DEGIF	ABCDEF	GHI
Tag 6	**Tag 7**	**Tag 8**	**Tag 9**	**Tag 10**
ABCDEH	GHI	DEGIF	ABCDEH	GHI
Tag 11	**Tag 12**	**Tag 13**	**Tag 14**	**Tag 15**
DEGIF	ABCDEF	GHI	ABCDEH	DEGIF
Tag 16	**Tag 17**	**Tag 18**	**Tag 19**	**Tag 20**
GHI ________	ABCDEH ________	GHI ________	DEGIF ________	ABCDEH ________
Tag 21	**Tag 22**	**Tag 23**	**Tag 24**	**Tag 25**
GHI ________	ABCDEF ________	DEGIF ________	ABCDEH ________	GHI ________
Tag 26	**Tag 27**	**Tag 28**	**Tag 29**	**Tag 30**
ABCDEF ________	GHI ________	ABCDEH ________	DEGIF ________	ABCDEF ________

A Ausrollen des Fußes

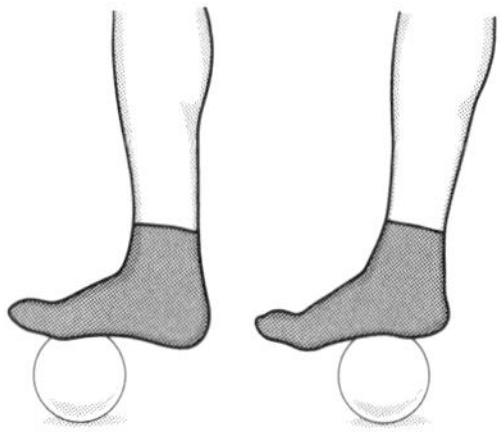

B Ausrollen der Wade

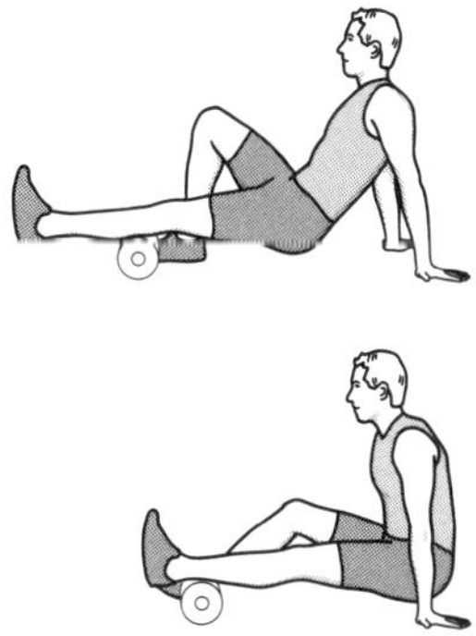

C Ausrollen der Oberschenkelrückseite

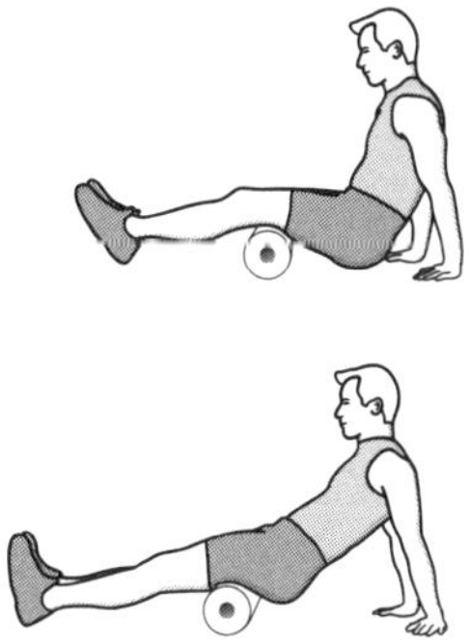

D Ausrollen des Gesäßes

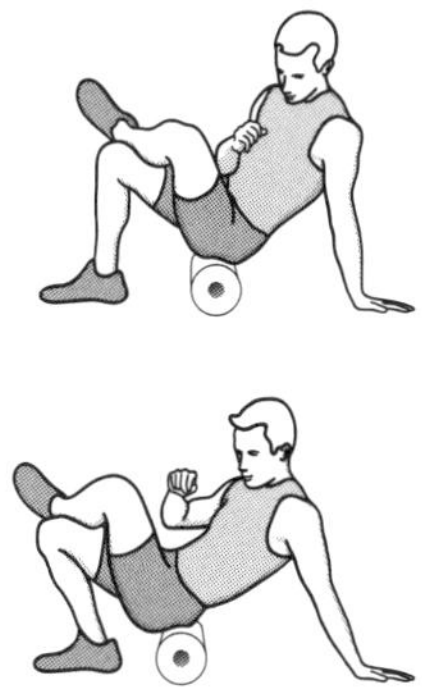

E Ausrollen des oberen Rückens

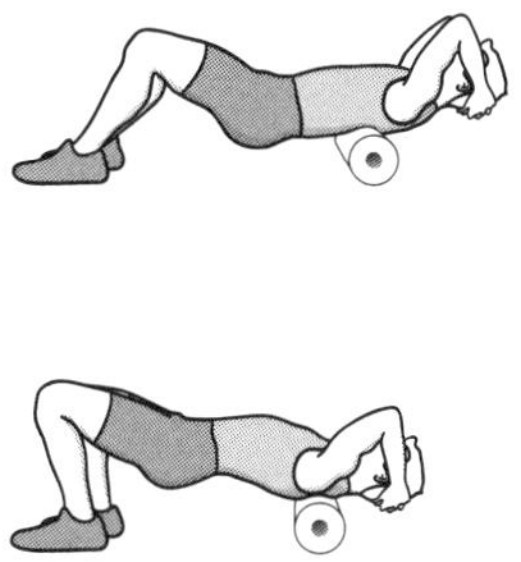

F Unterstützte Vorbeuge

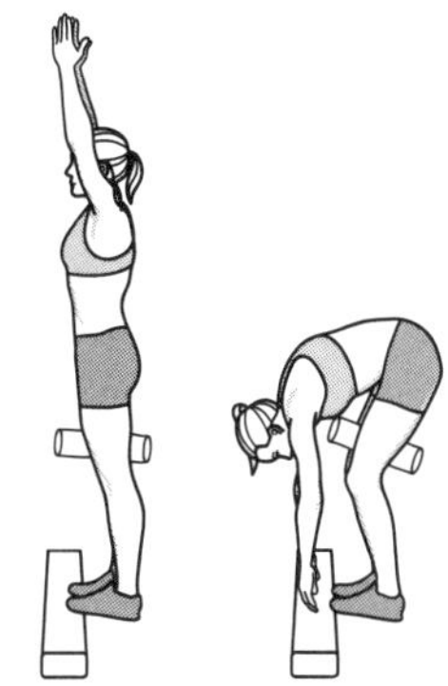

G Dehnung von Oberschenkelrückseite und Wade

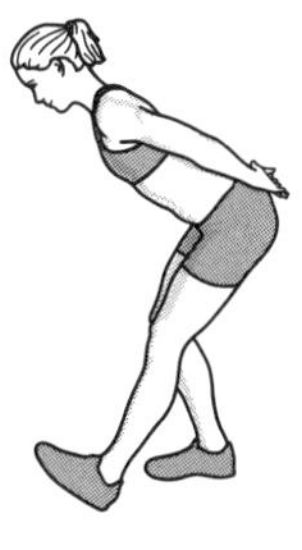

H Sitzende Vorbeuge

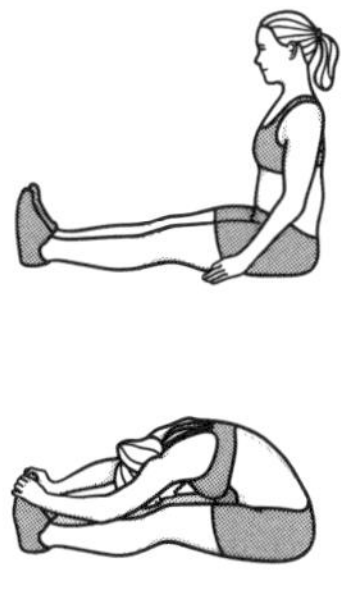

I Sitzende Vorbeuge im Schneidersitz

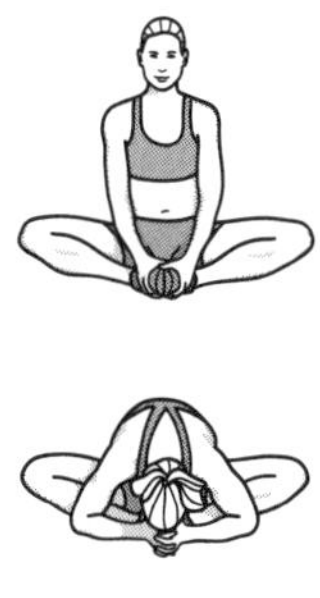

49 Faszien-Challenge

❶❷❸

Benötigte Hilfsmittel: Faszienrolle, Faszienkugel

Deine 30-Tage-Challenge für mehr Beweglichkeit, weniger Verspannungen und geschmeidige Faszien! Führe täglich jedes der angegebenen Workouts durch. Jede Übung wird 1 Minute absolviert, bei einseitigen Übungen gilt dies pro Körperseite. Ab Tag 16 ist Platz für deine eigenen Workouts oder du fährst wie angegeben fort.

Tag 1	Tag 2	Tag 3	Tag 4	Tag 5
ABCDE	FGHI	ABCDE	FGHI	ABCDE
Tag 6	**Tag 7**	**Tag 8**	**Tag 9**	**Tag 10**
FGHI	ABCDEFGHI	ABCDE	FGHI	ABCDE
Tag 11	**Tag 12**	**Tag 13**	**Tag 14**	**Tag 15**
FGHI	ABCDE	FGHI	ABCDEFGHI	ABCDE
Tag 16	**Tag 17**	**Tag 18**	**Tag 19**	**Tag 20**
FGHI	ABCDE	FGHI	ABCDE	FGHI
Tag 21	**Tag 22**	**Tag 23**	**Tag 24**	**Tag 25**
ABCDEFGHI	ABCDE	FGHI	ABCDE	FGHI
Tag 26	**Tag 27**	**Tag 28**	**Tag 29**	**Tag 30**
ABCDE	FGHI	ABCDEFGHI	ABCDE	FGHI

A Ausrollen des Fußes

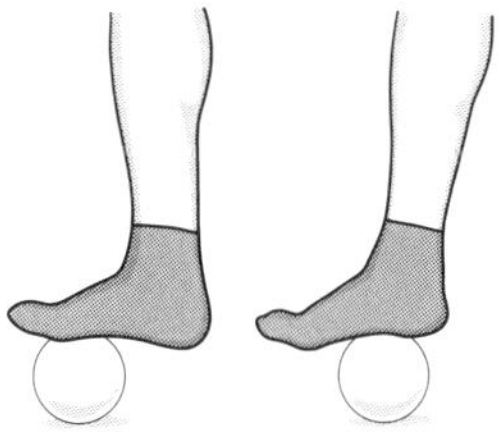

B Ausrollen der Oberschenkelvorderseite

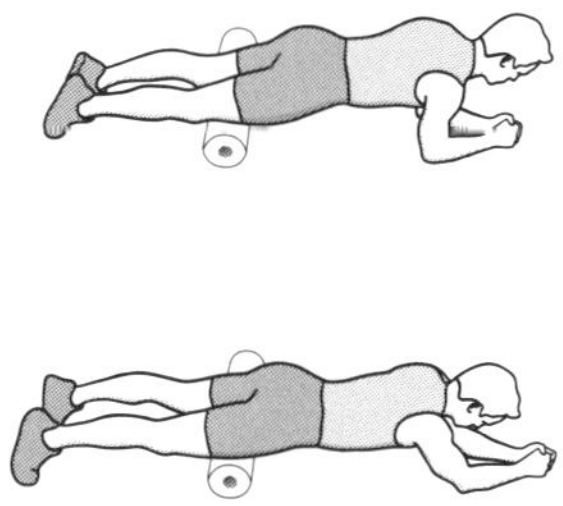

C Ausrollen der Oberschenkelrückseite

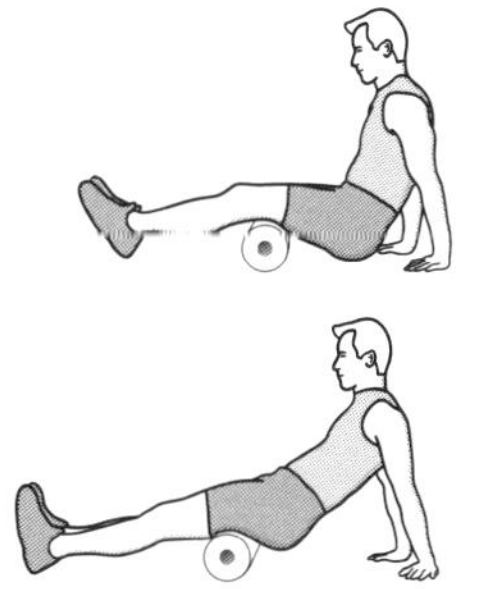

D Ausrollen der Oberschenkelaußenseite

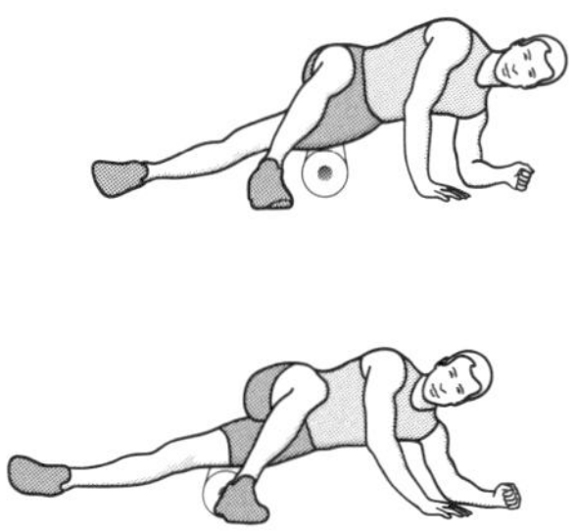

E Ausrollen des Gesäßes

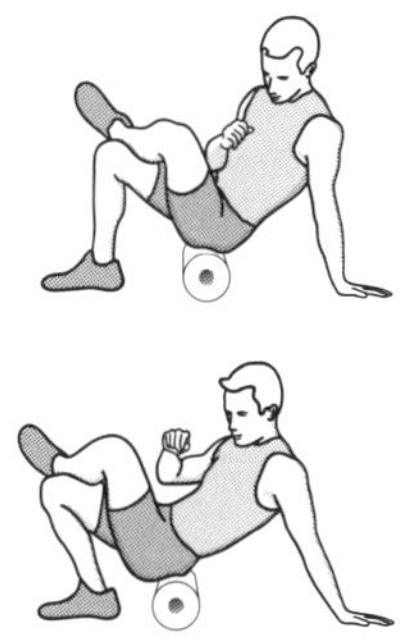

F Ausrollen des oberen Rückens

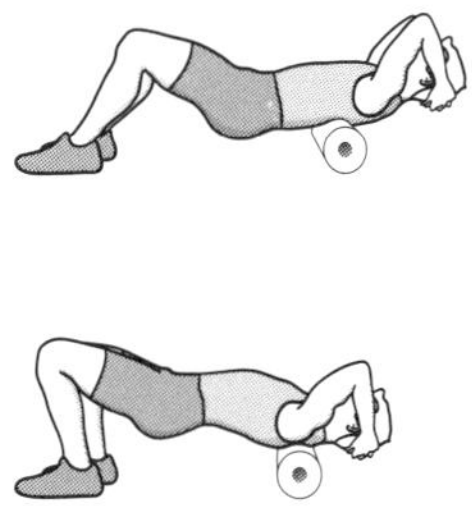

G Ausrollen der breiten Rückenmuskulatur

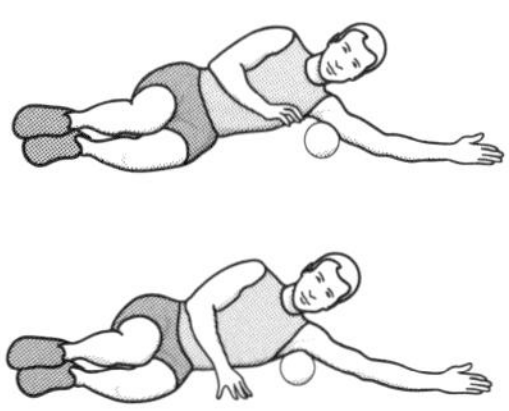

H Ausrollen der Nackenmuskulatur

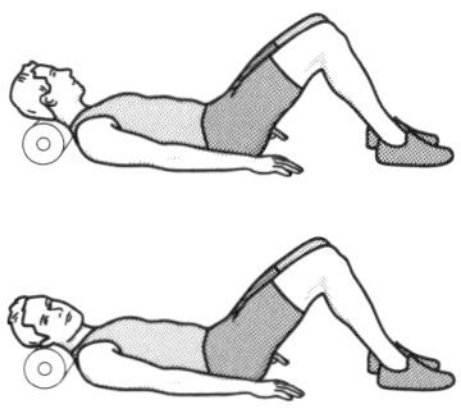

I Ausrollen der Brustmuskulatur

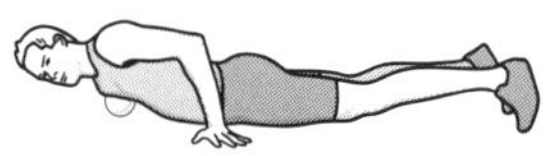

50 Stretching-Challenge

1 2 3

Benötigte Hilfsmittel: keine

Mit dieser Challenge tust du etwas für mehr Beweglichkeit und Flexibilität in Muskeln und Gelenken. Halte jede Dehnung für 30 Sekunden, bei einseitigen Übungen gelten diese pro Körperseite. Führe jeden Tag 2 Sätze aus, zum Beispiel morgens und abends. Ab Tag 16 ist Platz für deine eigenen Workouts oder du fährst wie angegeben fort. Wenn du deutliche Verbesserungen an Tag 30 spürst, dann mach einfach weiter!

Tag 1	Tag 2	Tag 3	Tag 4	Tag 5
ABCDE	FGHI	IGDB	ABCDE	FGHI
Tag 6	**Tag 7**	**Tag 8**	**Tag 9**	**Tag 10**
IGDB	ABCDE	FGHI	IGDB	ABCDE
Tag 11	**Tag 12**	**Tag 13**	**Tag 14**	**Tag 15**
FGHI	IGDB	ABCDE	FGHI	IGDB
Tag 16	**Tag 17**	**Tag 18**	**Tag 19**	**Tag 20**
ABCDE	FGHI	IGDB	ABCDE	FGHI
Tag 21	**Tag 22**	**Tag 23**	**Tag 24**	**Tag 25**
IGDB	ABCDE	FGHI	IGDB	ABCDE
Tag 26	**Tag 27**	**Tag 28**	**Tag 29**	**Tag 30**
FGHI	IGDB	ABCDE	FGHI	IGDB

A Schulter-Nacken-Dehnung

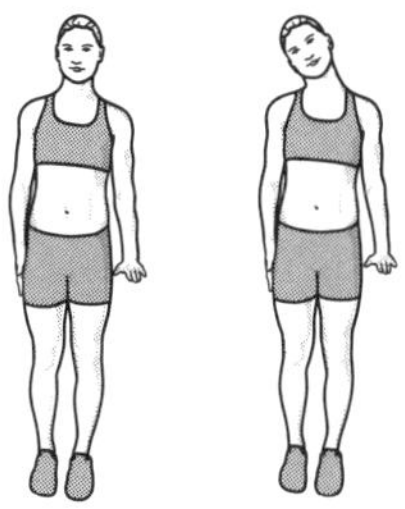

B Seitliche Rumpfdehnung

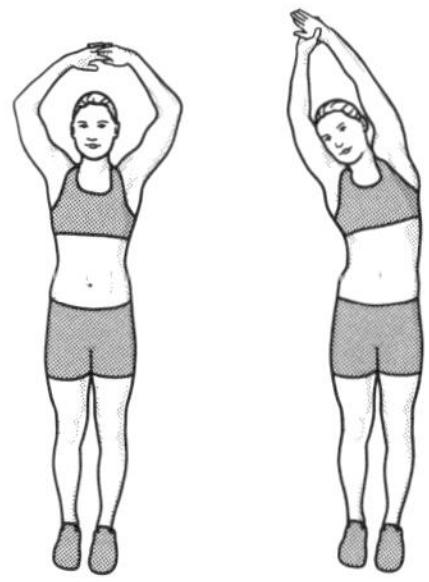

C Dehnung von Oberschenkelrückseite und Wade

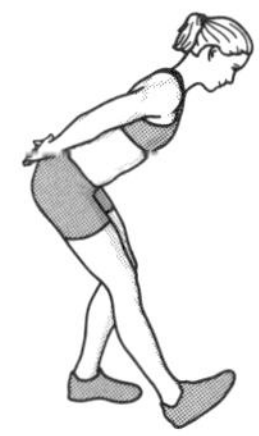

D Dehnung der Oberschenkelvorderseite

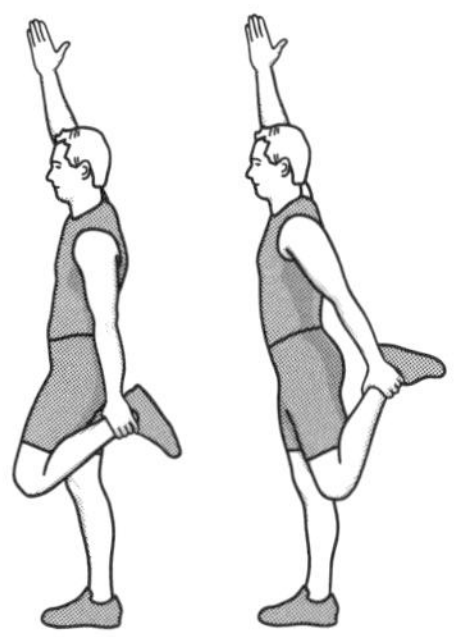

E Sitzende Vorbeuge

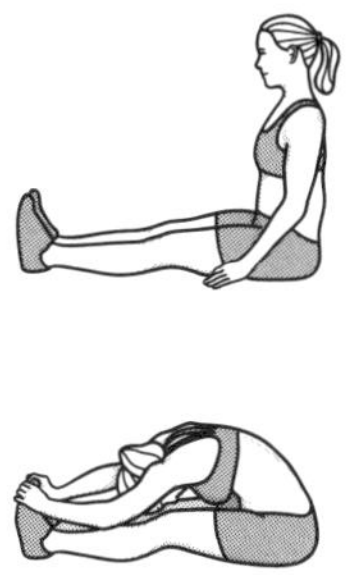

F Oberschenkel-Hüftbeuger-Dehnung mit Rotation

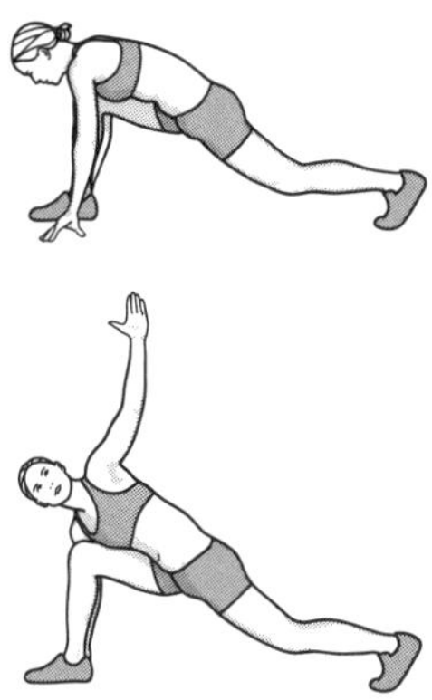

G Hürdensitz

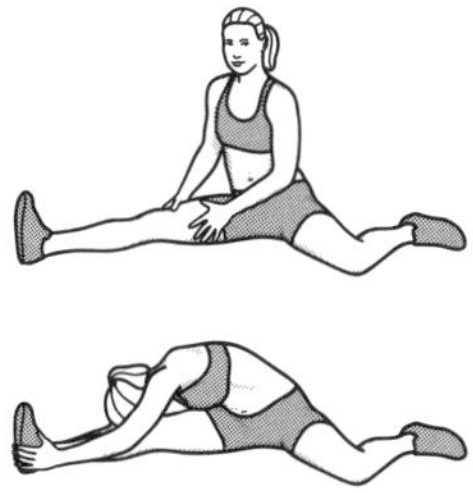

H Dehnung von Hüftbeuger und Oberschenkelvorderseite

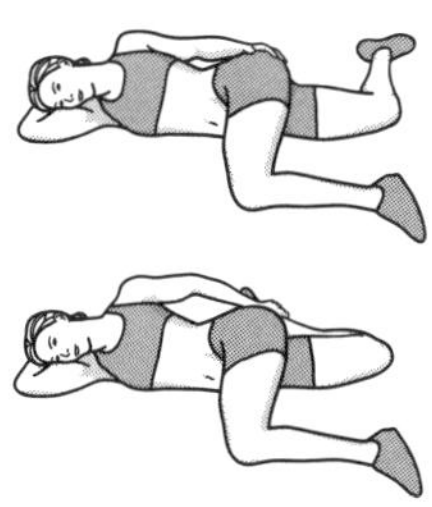

I Sitzende Vorbeuge im Schneidersitz

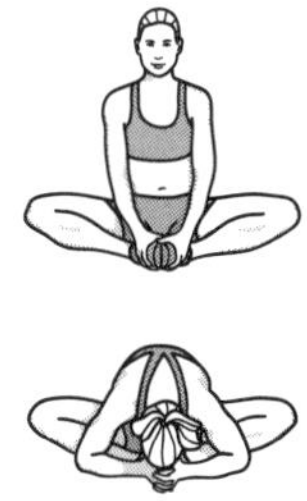

Die Übungen

3

Übungen für die Ausdauer

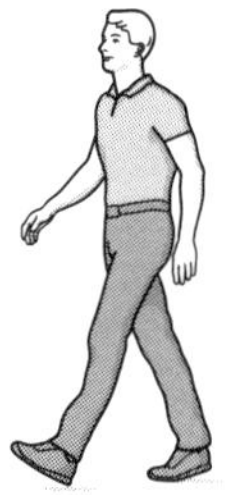

Gehen

Dieses Gehen bezieht sich auf die Schritte-Challenges auf den Seiten 66 bis 68. Achte auch beim Gehen im Alltag auf eine aufrechte Körperhaltung.

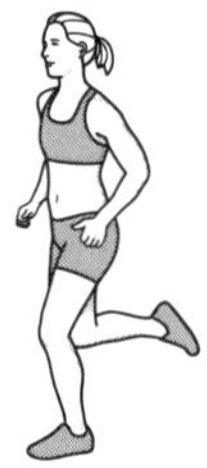

Laufen

Gerade zu Beginn fällt es schwer, die komplette Zeit zu laufen. Hier empfiehlt es sich, immer wieder kleine Gehpausen einzulegen. Mit der Zeit die Pausen kürzer und seltener werden lassen, bis es möglich ist, die Strecke durchgehend zu laufen.

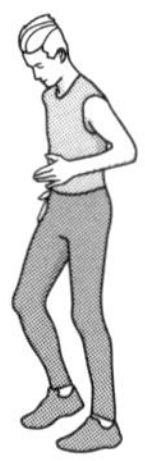

Sprinten auf der Stelle

Eine aufrechte Körperhaltung beibehalten. Die Arme gegengleich mitnehmen.

Scherensprung

1. Einen Ausfallschritt einnehmen. Beide Fußspitzen zeigen nach vorn. Die hintere Ferse ist angehoben. Die Knie sind leicht gebeugt.
2. Mit einem Sprung nach oben die Position der Füße wechseln.
3. Dann wieder in einem Ausfallschritt mit leicht gebeugten Knien landen. Die Arme gegengleich mitnehmen.

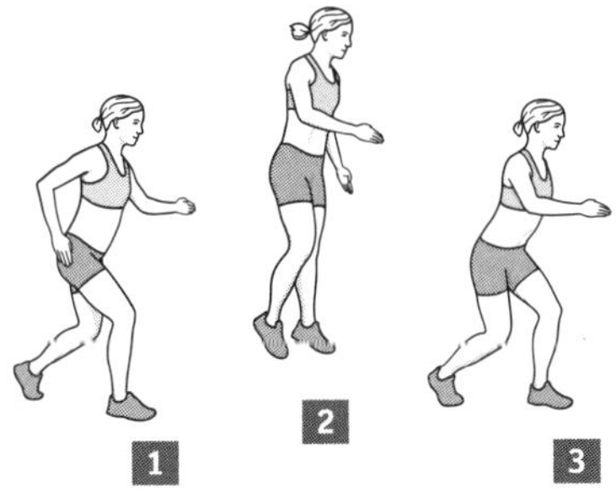

Ausfallschrittsprung

1. Einen Ausfallschritt einnehmen, bei dem sich das hintere Knie knapp über dem Boden befindet. Beide Fußspitzen zeigen nach vorn. Die hintere Ferse ist angehoben.
2. Mit einem Sprung nach oben die Position der Füße wechseln.
3. Dann wieder im tiefen Ausfallschritt landen. Das Ganze im Wechsel ausführen. Das vordere Knie befindet sich jeweils maximal auf Höhe der Fußspitze des vorderen Fußes oder dahinter.

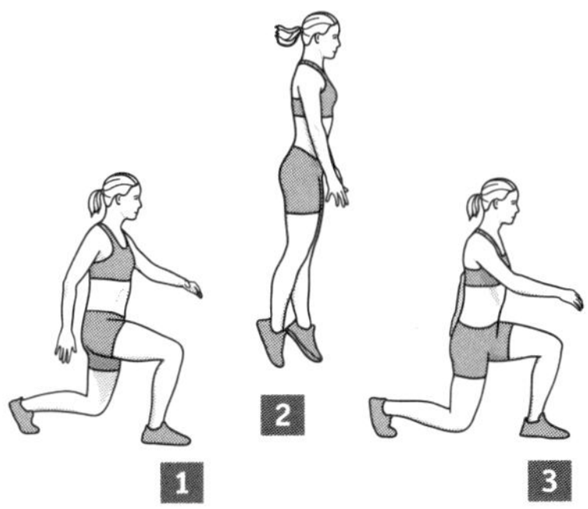

Hohe Wechselsprünge mit Überkreuzen

1. Einen hüftbreiten Stand einnehmen. Die Arme neben dem Körper anwinkeln. Ein Knie so hoch wie möglich anheben. Den Arm auf der gleichen Seite zurückführen. Den gegenüberliegenden Arm nach vorn führen. Ellbogen und Knie vor dem Rumpf zusammenführen. Mit dem Standbein explosiv vom Boden abdrücken.
2. Im Wechsel das rechte und linke Knie explosiv nach oben führen und mit dem gegenüberliegenden Ellbogen zusammenführen. Zwischen dem Seitenwechsel erfolgt jeweils ein kleiner Zwischensprung. Der Oberkörper bleibt dabei aufrecht.

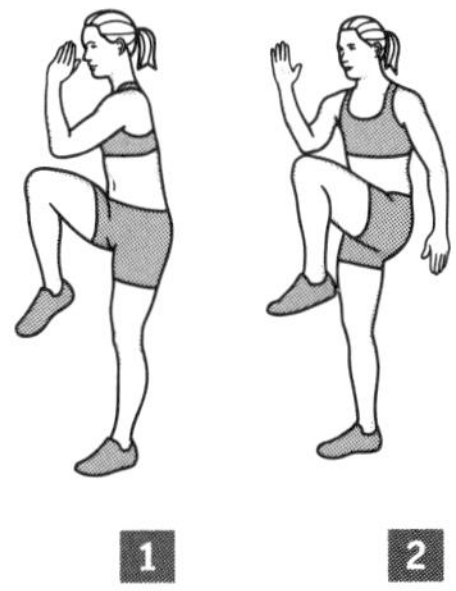

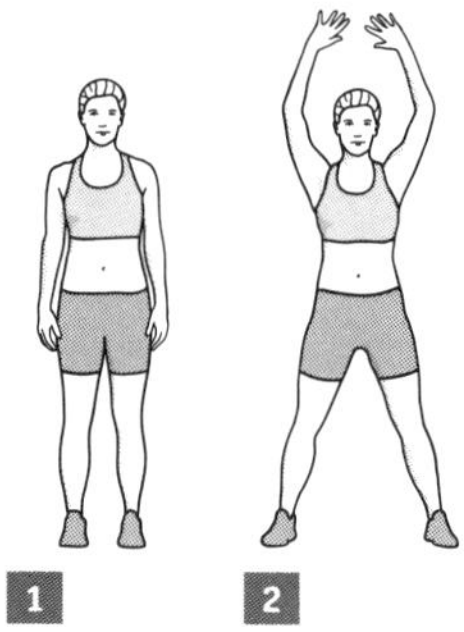

Hampelmann

1. Einen aufrechten, hüftbreiten Stand einnehmen. Die Arme sind angelegt.
2. Mit einem Sprung in einen mehr als schulterbreiten Stand werden die Hände über dem Kopf zusammengeführt. Danach wieder zurück in die Ausgangsposition springen.

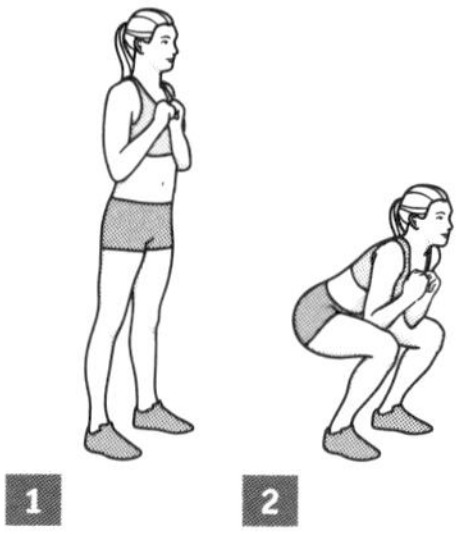

Kniebeugensprung

1. Einen aufrechten, hüftbreiten Stand einnehmen. Die Arme locker vor der Brust halten. Die Fußspitzen zeigen nach vorn.
2. Mit einem Sprung in eine weite und möglichst tiefe Kniebeuge kommen. Das Gesäß dabei weit nach hinten schieben. Der Rücken bleibt gestreckt. Sofort wieder zurück in den Stand springen.

Burpee

1. Einen aufrechten, hüftbreiten Stand einnehmen.
2. In die Hocke kommen, dabei das Gesäß nach hinten und unten schieben. Die Hände schulterbreit auf dem Boden aufsetzen.
3. Mit einem Sprung die Füße nach hinten setzen und eine Stützposition einnehmen.
4. Einen Liegestütz ausführen, indem die Ellbogen gebeugt werden und der Körper möglichst tief abgesenkt wird. Die Oberarme bleiben eng am Körper. Danach wieder nach oben drücken.
5. Mit den Füßen zurück nach vorn in die Hocke springen.
6. In den hüftbreiten Stand aufrichten.
7. Mit einem Strecksprung explosiv nach oben springen und wieder im hüftbreiten Stand landen.

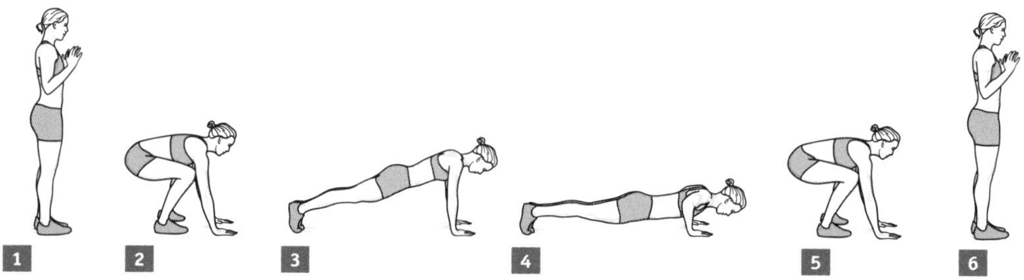
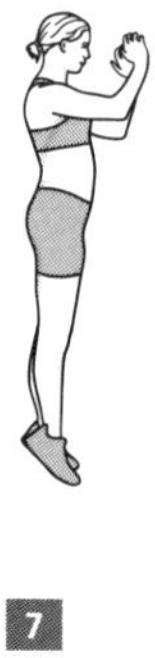

Seilspringen

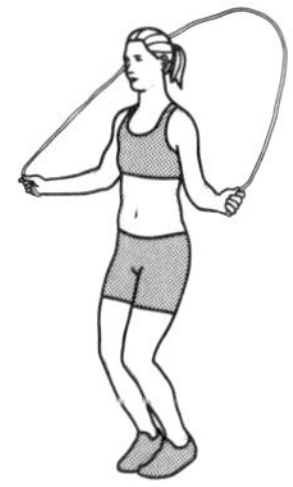

Einen aufrechten Stand mit geschlossenen Füßen einnehmen. Das Springseil an den Handgriffen fassen. Beide Oberarme liegen eng am Oberkörper an. Die Unterarme befinden sich in der Waagrechten und zeigen schräg nach vorn. Der Schwung erfolgt aus den Handgelenken. Zwei Zentimeter vom Boden hochspringen, wenn das Seil sich im Schwung über dem Kopf befindet. Das Springen erfolgt nur über die Fußspitzen. Die Knie sind dabei leicht gebeugt.

Tipp: Für die richtige Springseillänge mit einem Fuß mittig auf das Seil stellen. Einen aufrechten Stand einnehmen und mit jeder Hand ein Seilende greifen. Auf der Körperaußenseite die Hand locker hängen lassen, mit der anderen Hand das Seil eng am Körper nach oben führen. Das Seil – nicht die Griffe – sollte knapp oberhalb der Brustwarzen enden.

Übungen für den Oberkörper

Liegestütz mit abgelegten Knien

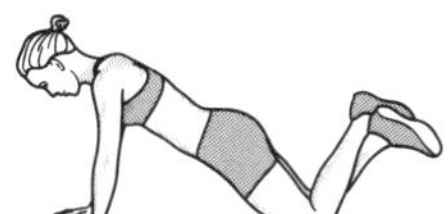

1

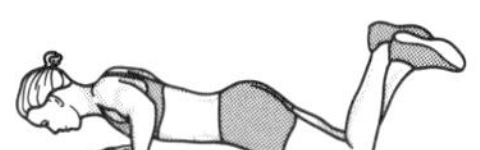

2

1. Eine kniende Stützposition einnehmen, bei der sich die Hände unter den Schultern befinden. Die Füße sind verschränkt. Knie-, Hüft- und Schultergelenk befinden sich in einer Linie.
2. Die Ellbogen beugen und den Oberkörper absenken. Die Ellbogen bleiben dabei eng am Körper. Danach wieder nach oben drücken.

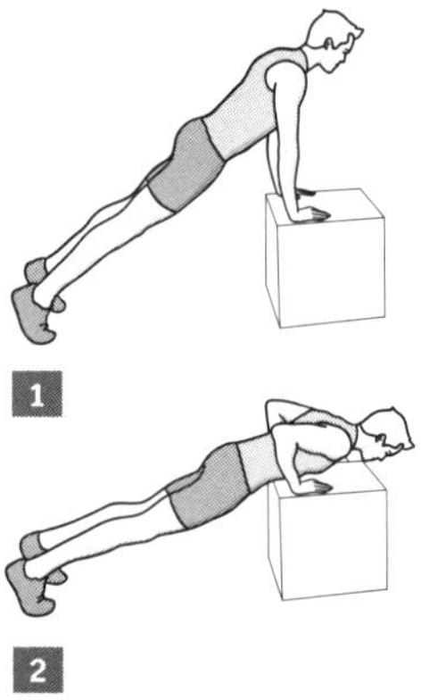

Erhöhter Liegestütz

1. Eine Stützposition mit schulterbreit geöffneten Händen auf einem Stuhl, einer Bank, einem Couchtisch oder Vergleichbarem einnehmen.
2. Die Ellbogen beugen und den Körper möglichst weit absenken. Die Oberarme bleiben dabei eng am Körper. Danach wieder nach oben drücken. Sprung-, Knie-, Hüft- und Schultergelenk bleiben während der Bewegungsausführung in einer Linie.

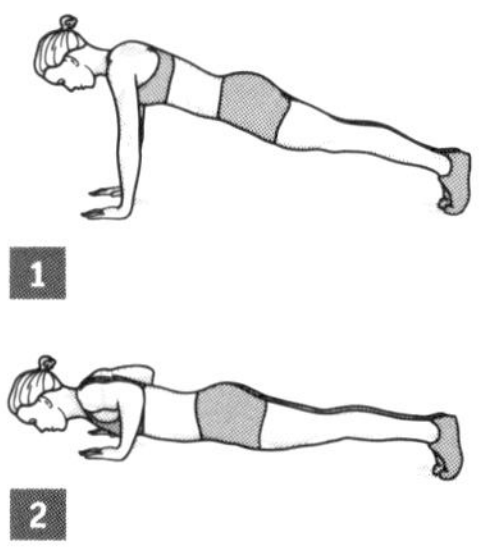

Liegestütz

1. Eine Stützposition mit schulterbreit geöffneten Händen einnehmen.
2. Die Ellbogen beugen und den Körper möglichst weit absenken. Die Oberarme bleiben dabei eng am Körper. Danach wieder nach oben drücken. Sprung-, Knie-, Hüft- und Schultergelenk bleiben während der Bewegungsausführung in einer Linie.

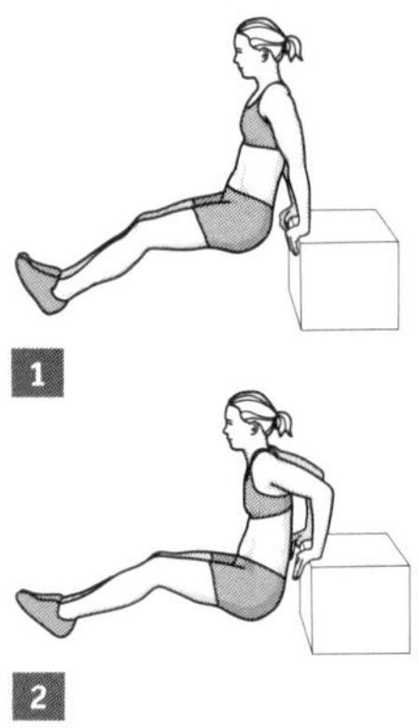

Dip

1. Die Fersen aufstellen und die Handballen auf einem Stuhl oder einem anderen stabilen Gegenstand aufsetzen. Den Oberkörper aufrichten. Das Gesäß ist nah an der Erhöhung, die Arme sind gestreckt.
2. Die Ellbogen beugen und das Gesäß bis kurz vor Bodenkontakt absenken. Danach wieder nach oben drücken.

Vorgebeugtes Rudern mit Gymnastikband

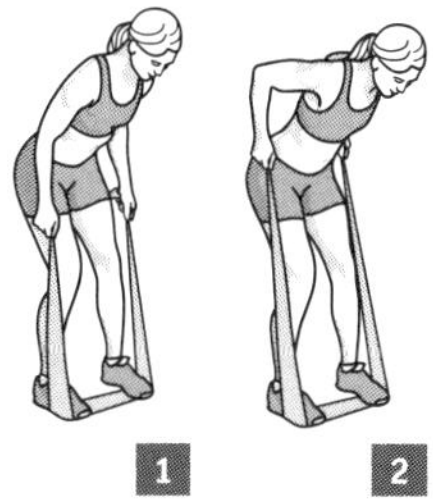

1. Einen schulterbreiten Stand auf dem Gymnastikband einnehmen. Knie und Hüfte sind gebeugt. Der Oberkörper ist nach vorn geneigt. Der Rücken ist dabei gestreckt. Das Band so greifen, dass sich dieses bereits auf Grundspannung befindet.
2. Die Ellbogen beugen und eng am Körper vorbei nach oben ziehen. Danach wieder kontrolliert ablassen.

Rudern

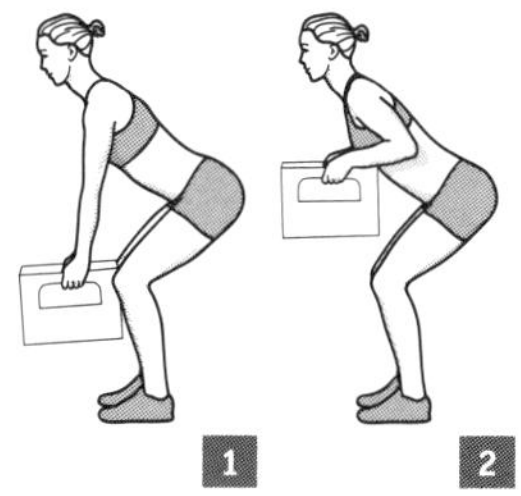

1. Einen stabilen, schulterbreiten Stand vor dem Gegenstand (z. B. Getränkekiste) einnehmen, der als Zusatzgewicht dient. Die Knie leicht beugen und den Gegenstand greifen. Das Gewicht mit geradem Rücken aufnehmen und in den Stand aufrichten. Die Knie etwas beugen und den Oberkörper nach vorn neigen. Die Knie befinden sich auf Höhe der Fußspitzen oder dahinter. Die Arme sind senkrecht nach unten gestreckt.
2. Das Gewicht in Richtung des Bauchnabels ziehen und dabei die Ellbogen eng am Rumpf vorbeiführen. Anschließend das Gewicht wieder so weit kontrolliert ablassen, bis die Arme gestreckt sind.

Umgekehrtes Rudern am Tisch

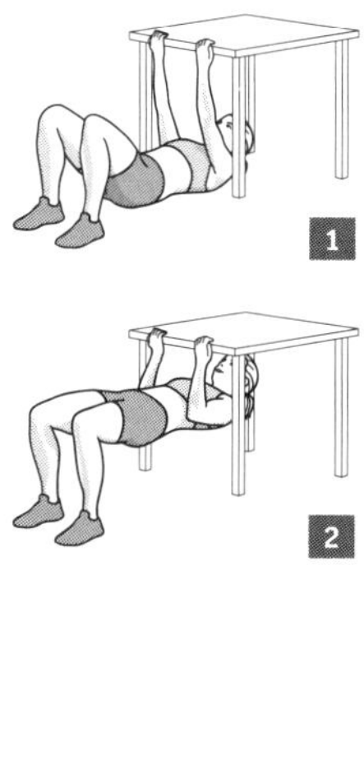

1. Eine Rückenlage unter einem stabilen und standsicheren Tisch einnehmen. Die Füße hüftbreit aufstellen und mit den Händen die Tischkante etwas mehr als schulterbreit greifen. Die Schultern befinden sich unterhalb der Hände. Den Rumpf auf Spannung bringen und die Gesäßmuskulatur aktivieren, damit das Becken nicht nach unten absinkt.
2. Die Arme beugen und mit einer Zugbewegung die Brust möglichst nah zur Tischkante führen. Die Ellbogen dabei eng am Körper führen. Oberschenkel, Becken und Oberkörper bilden eine Linie. Danach wieder langsam und kontrolliert absenken.

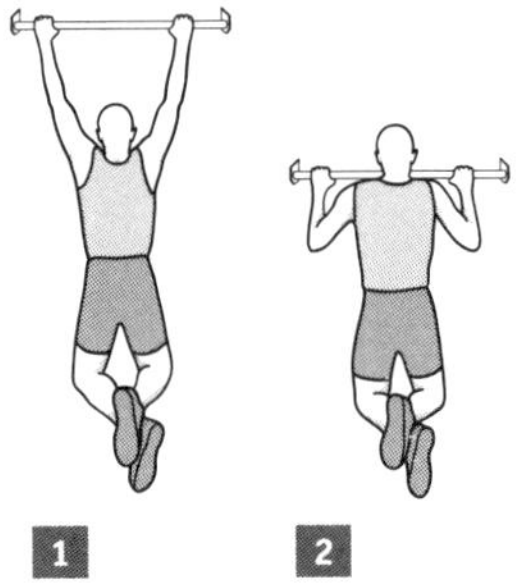

Klimmzug

1. Eine Klimmzugstange, einen stabilen Ast oder Ähnliches etwas mehr als schulterbreit im Obergriff umfassen. Die Handflächen zeigen dabei nach unten. Die Füße überkreuzen.
2. Die Ellbogen beugen und den Körper nach oben ziehen, bis sich das Kinn über der Stange befindet. Danach wieder kontrolliert in die Ausgangsposition absenken.

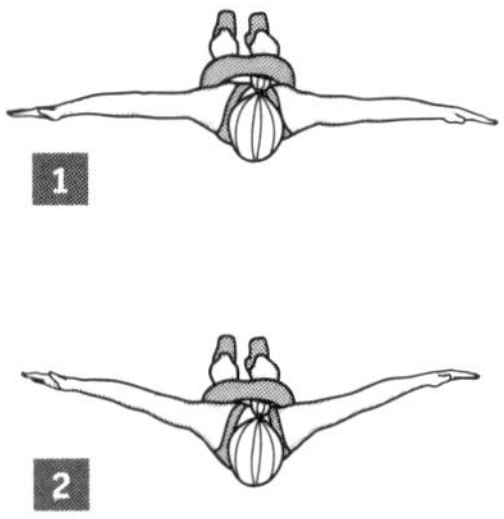

Armheben aus der Bauchlage

1. Eine Bauchlage einnehmen, die Fußspitzen aufstellen und die Arme zur Seite strecken. Die Arme sowie der Kopf sind leicht angehoben. Die Handflächen zeigen nach unten.
2. Die Arme nach oben anheben. Dabei die Schulterblätter im Rücken bewusst zueinanderziehen. Dann die Arme wieder bis kurz vor Bodenkontakt absenken. Der Blick bleibt während der gesamten Bewegungsausführung nach unten gerichtet.

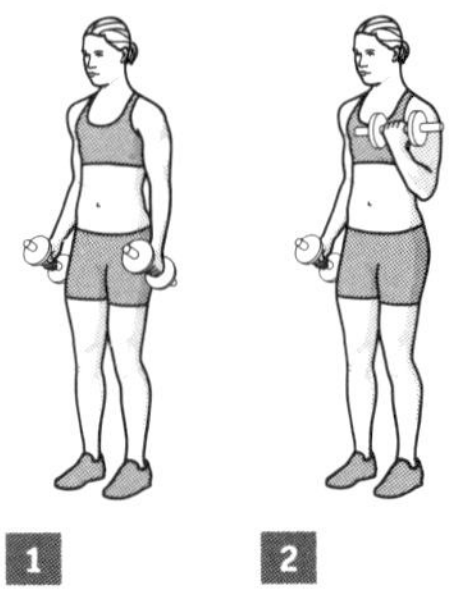

Bizeps-Curl

1. Mit beiden Händen jeweils eine Hantel aufnehmen und einen stabilen, hüftbreiten Stand einnehmen. Beide Oberarme liegen eng am Oberkörper an. Der Blick ist nach vorn gerichtet.
2. Die Ellbogen im Wechsel beugen. Dabei die Hanteln in Richtung des Brustkorbs führen.

Trizepsdrücken über Kopf

1. Mit einer Hand eine Hantel aufnehmen und einen stabilen, hüftbreiten Stand einnehmen. Den Arm nach oben strecken, sodass sich die Hantel über der Schulter befindet. Die Handfläche nach vorn drehen. Die freie Hand stabilisiert den aktiven Arm unterhalb des Ellbogens. Der Blick ist nach vorn gerichtet.
2. Den Ellbogen beugen und dabei die Hantel hinter den Kopf führen. Danach den Arm wieder nach oben strecken.

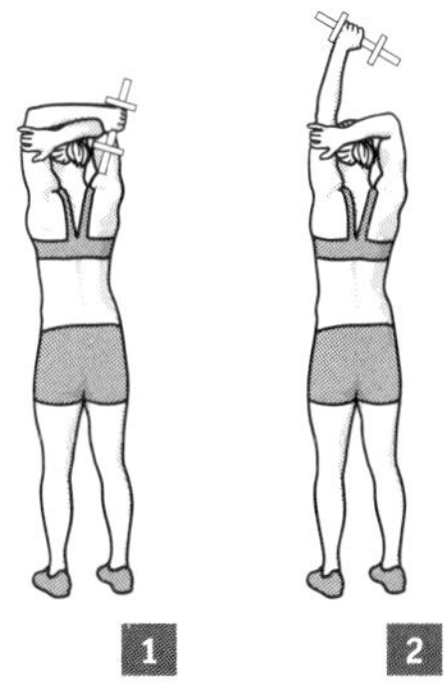

Einarmiger Bizeps-Curl

1. Einen aufrechten, hüftbreiten Stand einnehmen. Das Miniband im Mittelhandbereich platzieren. Einen Arm nach unten strecken und das Miniband sowohl mit dem Daumen als auch mit der Hand am Körper fixieren. Den anderen Unterarm um 90 Grad nach vorn anwinkeln, dabei die Handfläche nach oben drehen und die Hand zu einer Faust ballen. Beide Oberarme liegen eng am Oberkörper an. Das Miniband ist auf Zug.
2. Den angewinkelten Arm so weit wie möglich in Richtung Oberarm beugen, sodass das Miniband maximal gespannt wird. Den Arm wieder langsam nach unten in die Waagrechte absenken.

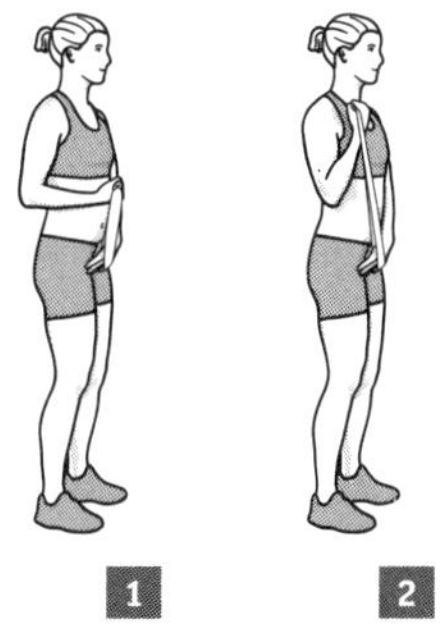

Einarmiges Trizepsdrücken

1. Einen aufrechten, hüftbreiten Stand einnehmen. Das Miniband im Mittelhandbereich platzieren. Eine Hand auf das gegenüberliegende Schlüsselbein legen und das Miniband sowohl mit dem Daumen als auch mit der Hand am Körper fixieren. Den anderen Unterarm um 90 Grad nach vorn anwinkeln. Die Handfläche dabei nach unten drehen und die Hand zu einer Faust ballen. Der Oberarm liegt eng am Oberkörper an, das Miniband ist auf Zug.
2. Den unteren Arm strecken, bis das Miniband maximal gespannt ist. Danach wieder so weit langsam und kontrolliert beugen, dass das Miniband auf Zug bleibt.

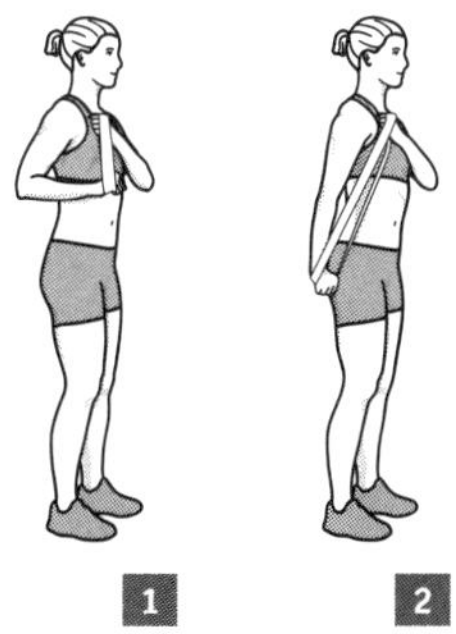

Übungen für den Rumpf

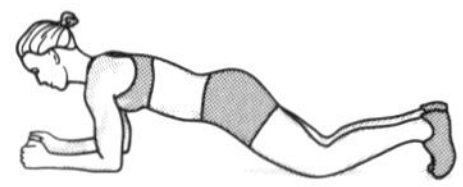

Unterarmstütz mit abgelegten Knien

Einen Unterarmstütz mit hüftbreit geöffneten Knien und Füßen einnehmen. Die Unterarme sind schulterbreit und parallel zueinander abgelegt. Die Füße sind aufgestellt. Die Knie halten den Kontakt zum Boden. Schulter-, Hüft- und Kniegelenk befinden sich auf einer gedachten Linie. Der Kopf ist in Verlängerung zur Wirbelsäule. Die Position halten.

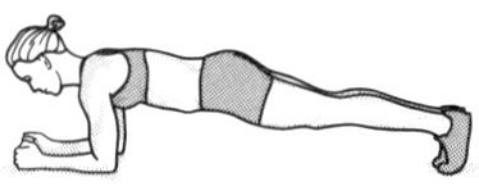

Unterarmstütz

Einen Unterarmstütz einnehmen. Die Ellbogen befinden sich unter den Schultern. Das Becken bildet mit Oberkörper und Oberschenkeln eine Linie. Die Wirbelsäule behält durch ein Anspannen der Rumpfmuskulatur ihre normale physiologische Krümmung bei. Die Position halten.

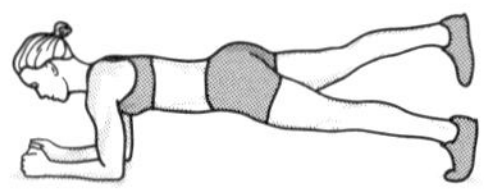

Unterarmstütz mit wechselndem Beinanheben

Einen Unterarmstütz einnehmen. Die Ellbogen befinden sich unter den Schultern. Das Becken bildet mit Oberkörper und Oberschenkeln eine Linie. Abwechselnd den rechten und linken Fuß wenige Zentimeter vom Boden anheben. Die Position jeweils für 2 bis 3 Sekunden halten.

Seitstütz mit abgelegten Knien

Einen Seitstütz mit abgelegten Knien einnehmen. Die Knie befinden sich etwa im rechten Winkel. Der stützende Unterarm zeigt gerade nach vorn. Der Ellbogen befindet sich direkt unter der Schulter. Die freie Hand an die Hüfte legen. Das Becken nach oben schieben und die Position halten.

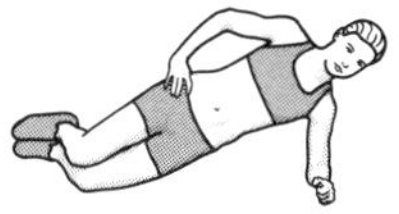

Seitstütz

Einen gestreckten Seitstütz mit übereinanderliegenden Beinen einnehmen und auf einem Unterarm abstützen. Der Ellbogen befindet sich direkt unter dem Schultergelenk. Den freien Arm senkrecht nach oben strecken. Den Rumpf auf Spannung halten, sodass sich das Becken auf einer Höhe zwischen Oberschenkel und Oberkörper befindet. Die Position halten.

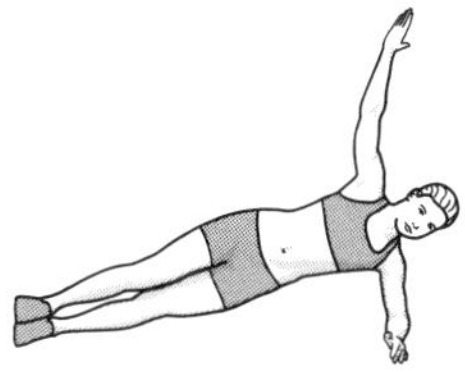

Dynamischer Seitstütz

1. Einen gestreckten Seitstütz mit übereinanderliegenden Beinen einnehmen und auf dem Unterarm abstützen. Der Ellbogen ist direkt unter dem Schultergelenk. Den freien Arm senkrecht nach oben strecken. Den Rumpf auf Spannung halten, sodass sich das Becken in einer Linie mit Oberschenkeln und Oberkörper befindet.
2. Das Becken in einer dynamischen fließenden Bewegung bis kurz vor Bodenkontakt absenken und wieder anheben.

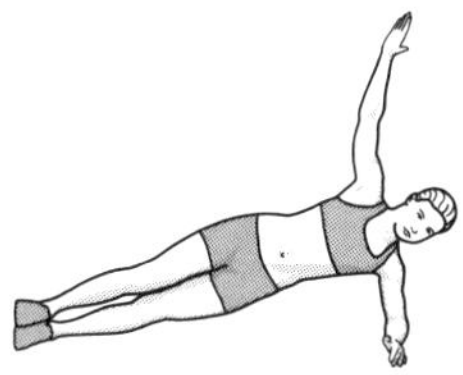

1

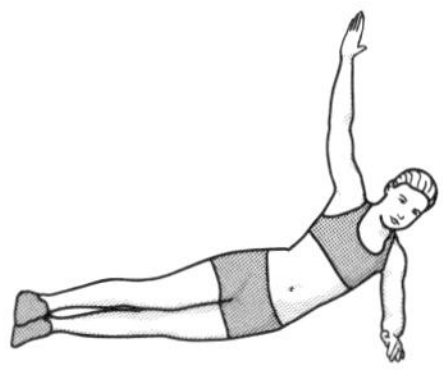

2

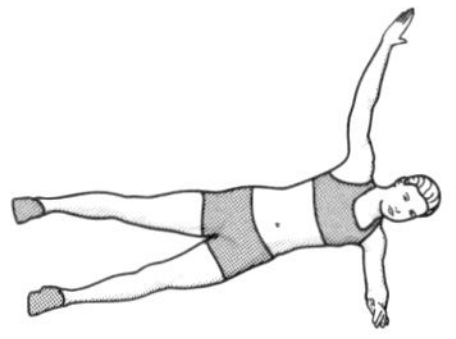
1
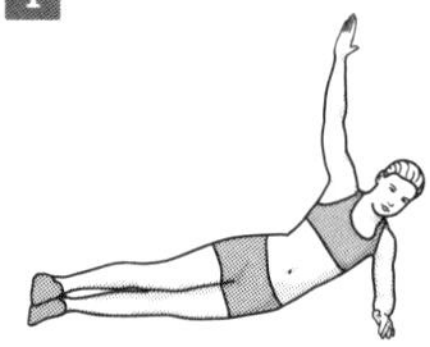
2

Dynamischer Seitstütz mit Beinabduktion

1. Einen gestreckten Seitstütz, bei dem das obere Bein angehoben ist, einnehmen und auf dem Unterarm abstützen. Der Ellbogen ist direkt unter dem Schultergelenk. Den freien Arm senkrecht nach oben strecken.
2. Das Becken in einer dynamischen fließenden Bewegung bis kurz vor Bodenkontakt absenken und wieder anheben. Das obere Bein beim Absenken des Beckens ebenfalls nach unten führen, sodass die Beine wieder Kontakt zueinander haben. Beim Anheben des Beckens wieder abspreizen.

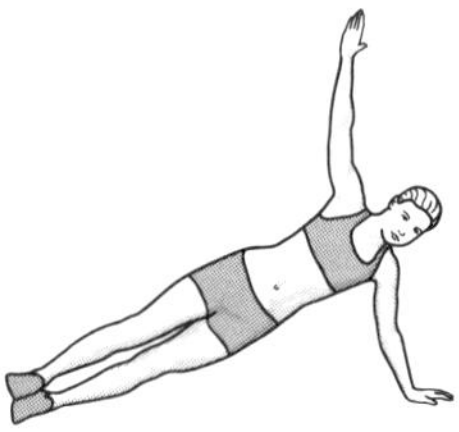

T-Stand

Einen gestreckten Seitstütz mit übereinanderliegenden Beinen einnehmen und auf einer Hand abstützen. Dabei befindet sich die stützende Hand direkt unter der Schulter. Den freien Arm senkrecht nach oben strecken. Der Körper befindet sich in einer Linie. Die Position halten.

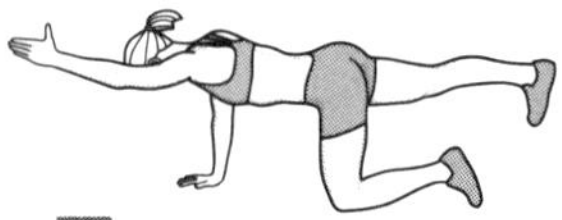
1
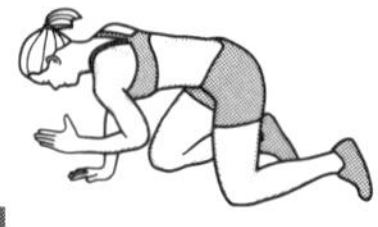
2

Crunch aus dem Vierfüßlerstand

1. Einen Vierfüßlerstand einnehmen. Die Hände sind unter den Schultern, die Knie unter den Hüften. Einen Arm und das gegenüberliegende Bein wegstrecken. Das Becken bleibt parallel zum Boden ausgerichtet.
2. Ellbogen und Knie beugen und unter der Brust zusammenführen, den Rücken dabei runden, Arm und Bein wieder strecken.

Crunch

1. Eine Rückenlage einnehmen. Die Fersen aufstellen, sodass sich die Knie etwa im rechten Winkel befinden. Die Arme seitlich am Körper knapp über dem Boden angehoben halten. Die Handflächen zeigen nach vorn. Den Kopf etwas anheben. Das Kinn dabei in Richtung Brustbein ziehen. Die Bauchmuskeln anspannen.
2. Mit den Händen eine gedachte Wand nach vorn wegschieben. Dabei Wirbel für Wirbel nach oben aufrollen. Danach langsam wieder abrollen, ohne abzulegen.

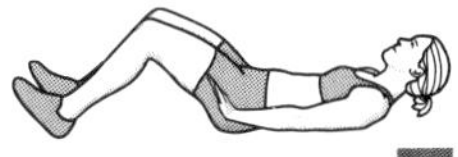
1

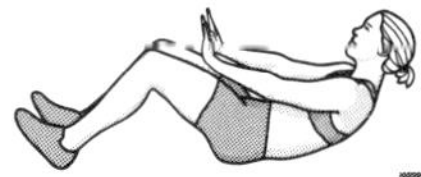
2

Diagonaler Crunch

1. Eine Rückenlage einnehmen. Beide Beine rechtwinklig gebeugt anheben, sodass die Unterschenkel in der Waagrechten sind. Den Kopf etwas vom Boden anheben und die Fingerspitzen an die Schläfen legen.
2. Im dynamischen Wechsel die Schulter anheben und den Ellbogen jeweils zum gegenüberliegenden Knie führen.

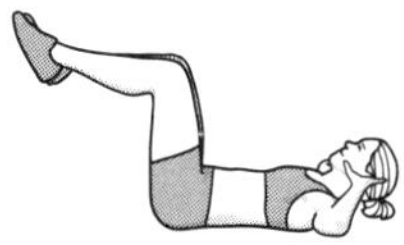
1

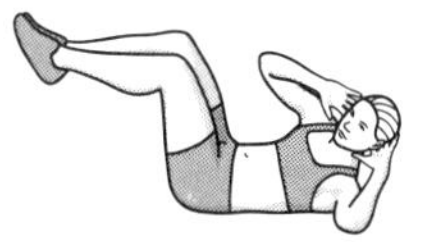
2

Diagonaler Crunch mit Beinanziehen

1. Eine Rückenlage einnehmen. Ein Bein gestreckt vom Boden anheben. Das andere Bein anwinkeln und ebenfalls anheben. Die Fingerspitzen an die Schläfen legen, sodass die Ellbogen nach außen zeigen. Kopf und Schultern vom Boden anheben und den Ellbogen zum gegenüberliegenden Knie führen.
2. In einem fließenden Wechsel Ellbogen und Knie der gegenüberliegenden Seite zusammenführen.

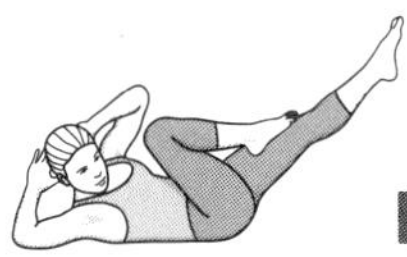
1

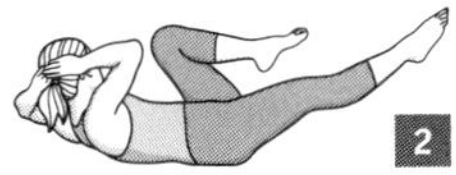
2

Käfer

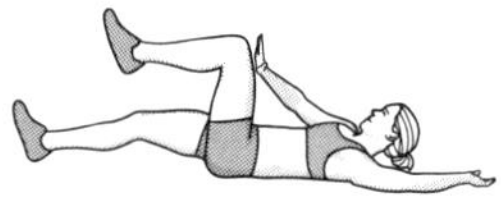

1

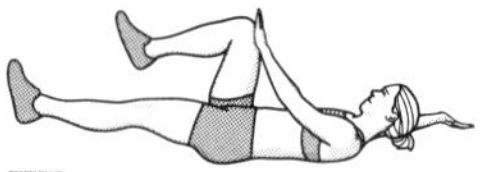

2

1. Eine Rückenlage einnehmen. Ein Bein strecken, das andere angewinkelt nach oben nehmen. Auf der Seite des gestreckten Beins den Arm nach vorn strecken. Auf der gegenüberliegenden Seite den Arm nach hinten über den Kopf strecken. Arme und Beine sind vom Boden angehoben. Den Kopf anheben und das Kinn in Richtung Brustbein ziehen.
2. In einer fließenden Bewegung gleichzeitig die Arm- und Beinstellung wechseln.

Klappmesser

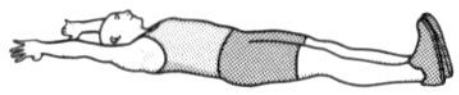

1

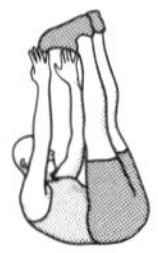

2

1. Eine Rückenlage einnehmen. Die Beine nach vorn und die Arme nach hinten über den Kopf strecken. Arme und Beine befinden sich dabei knapp über dem Boden. Der Kopf ist angehoben. Das Kinn in Richtung Brustbein ziehen. Den Rumpf auf Spannung halten.
2. Arme und Beine gleichzeitig zur Körpermitte nach oben anheben, danach wieder kontrolliert bis kurz über den Boden absenken. Der untere Rücken behält während der kompletten Bewegungsausführung den Kontakt zum Boden.

Tipp: Sollte die Übung zu Beginn zu intensiv sein, können Arme und Beine nur auf halbe Höhe abgesenkt werden. Auch das leichte Anwinkeln der Knie ist eine gute Möglichkeit, der Übung etwas Intensität zu nehmen.

Liegende Rumpfrotation mit angewinkelten Beinen

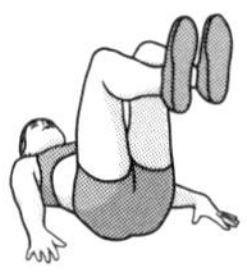

1

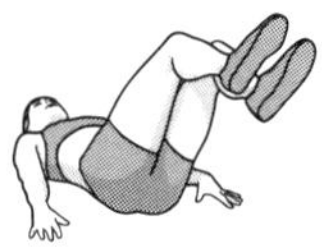

2

1. Eine Rückenlage einnehmen und die Beine anwinkeln, sodass sich die Oberschenkel in der Senkrechten und die Unterschenkel in der Waagrechten befinden. Die Arme seitlich am Körper mit den Handflächen nach unten ablegen.
2. Die Beine im Wechsel zur rechten und linken Seite pendeln. Beide Schulterblätter behalten während der Bewegungsausführung den Kontakt zum Boden. Den Rumpf auf Spannung halten.

Liegende Rumpfrotation mit gestreckten Beinen

1. Eine Rückenlage einnehmen und die Beine nach oben strecken. Die Arme zur Seite strecken und mit den Handflächen nach unten ablegen.
2. Die Beine im Wechsel zur rechten und linken Seite pendeln. Beide Schulterblätter behalten während der Bewegungsausführung den Kontakt zum Boden. Den Rumpf auf Spannung halten.

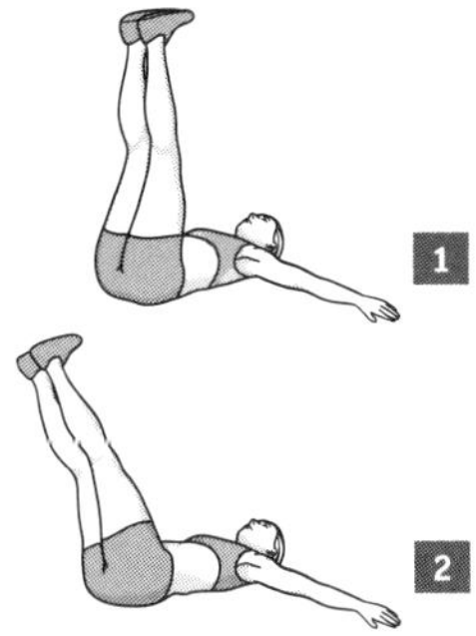

Beckenlift

1. Eine Rückenlage einnehmen. Die Arme mit den Handflächen nach unten neben dem Körper ablegen. Beide Beine senkrecht nach oben strecken.
2. Aus der Kraft der unteren Bauchmuskulatur das Becken vom Boden anheben und absenken, ohne es abzulegen.

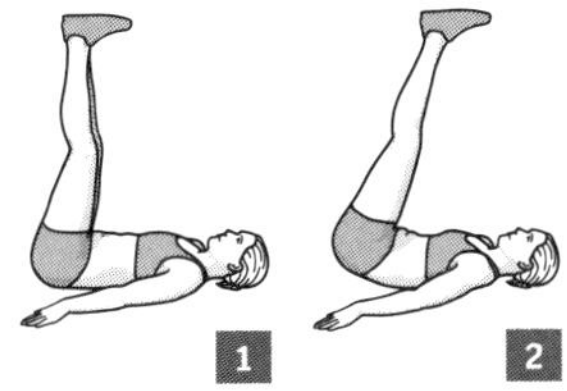

Vierfüßlerstand mit angehobenen Knien

Einen Vierfüßlerstand einnehmen. Die Hände sind unter den Schultern, die Knie unter den Hüften. Die Fußspitzen aufstellen und die Knie wenige Zentimeter vom Boden anheben. Die Position halten.

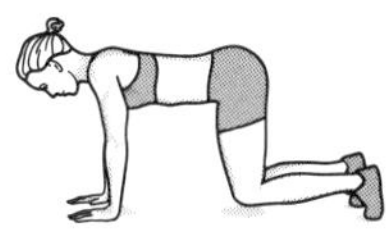

Zweipunktvierfüßler

1. Einen Vierfüßlerstand einnehmen. Die Hände befinden sich unter den Schultern, die Knie unter den Hüften.
2. Den rechten Arm und das linke Bein wegstrecken. Das Becken bleibt parallel zum Boden ausgerichtet. Die Position halten und danach die Seite wechseln.

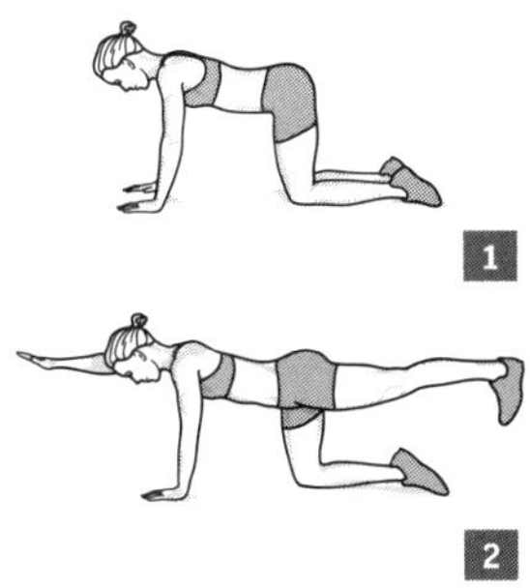

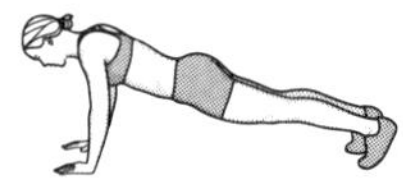

1

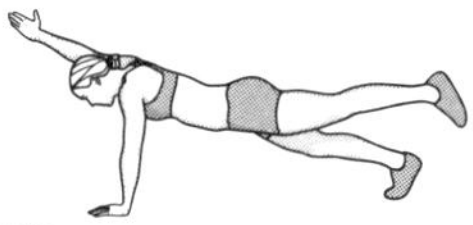

2

Zweipunktstütz

1. Eine Stützposition mit schulterbreit geöffneten Händen und Füßen einnehmen. Das Becken befindet sich in einer Linie mit Oberkörper und Oberschenkeln.
2. Über die Diagonale einen Arm und ein Bein gestreckt vom Boden anheben. Die Position halten und danach die Seite wechseln.

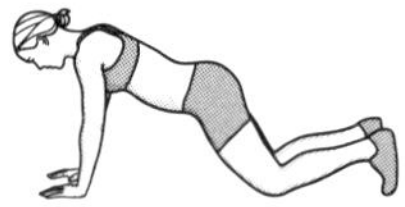

1

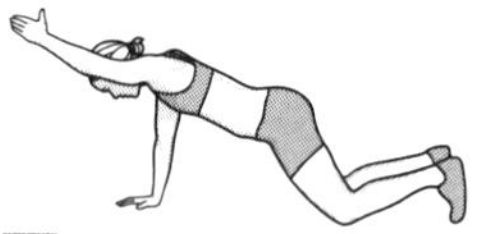

2

Frontstütz mit Armheben

1. Eine kniende Stützposition einnehmen, bei der sich die Hände unter den Schultern befinden. Die Knie befinden sich etwas hinter den Hüften. Die Fußspitzen aufstellen.
2. Im Wechsel den rechten und linken Arm anheben, sodass sich dieser jeweils in der Verlängerung des Oberkörpers befindet. Der Daumen zeigt dabei nach oben. Die Position jeweils für 5 Sekunden halten.

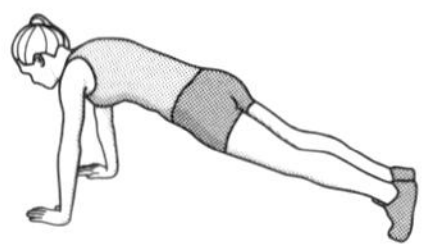

1

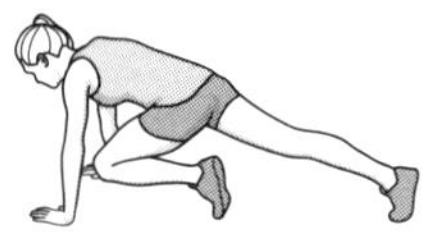

2

Bergsteiger im Stütz

1. Eine Stützposition einnehmen. Die Hände befinden sich direkt unter den Schultern. Sprung-, Knie-, Hüft- und Schultergelenk sind in einer Linie.
2. Im Wechsel das rechte und linke Knie in Richtung Brustkorb ziehen.

Umgekehrter Stütz

Eine Rückenlage einnehmen und auf den Unterarmen abstützen. Dabei sind die Ellbogen unter den Schultergelenken, die Unterarme zeigen in Richtung Gesäß. Das Gesäß ist auf Spannung, sodass Oberschenkel und Rumpf eine Linie bilden. Die Position halten.

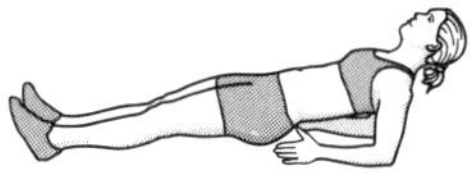

Tipp: Um die Nackenmuskulatur zu entlasten, kann das Kinn in Richtung Brustbein gezogen werden.

Paddeln in Bauchlage

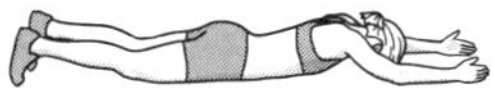

1

1. Eine Bauchlage mit über den Kopf gestreckten Armen einnehmen.
2. Im schnellen Wechsel einen Arm und das gegenüberliegende Bein anheben. Während der kompletten Bewegungsausführung bleiben Arme und Beine vom Boden angehoben.

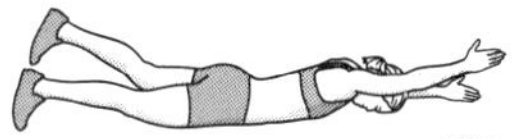

2

Oberkörperaufrichten in Bauchlage

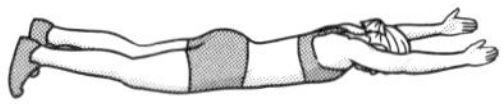

1

1. Eine Bauchlage einnehmen. Die Arme nach vorn über den Kopf strecken und leicht vom Boden anheben. Die Handflächen zeigen dabei zueinander. Die Fußspitzen sind aufgestellt.
2. Die Arme mit dem Daumen nach oben anheben. Dabei richtet sich auch der Oberkörper durch die Kraft des Rückenstreckers etwas auf. Danach wieder kontrolliert in die Ausgangsposition absenken, ohne abzulegen.

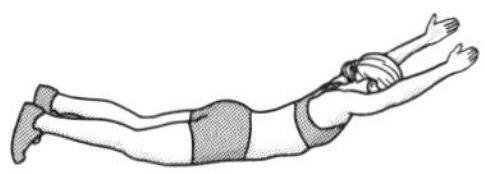

2

Übungen für die Beine

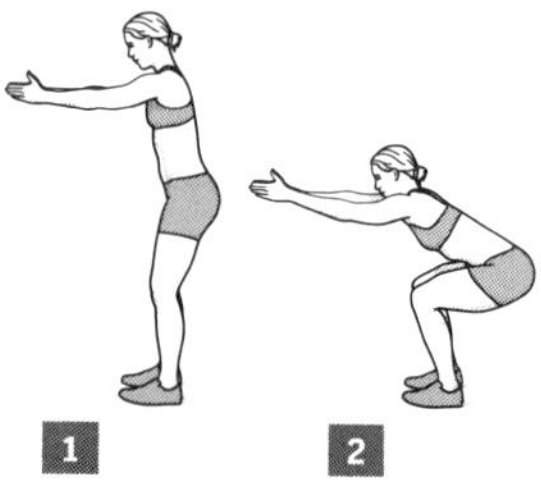

Kniebeuge

1. Einen schulterbreiten Stand einnehmen. Die Fußspitzen zeigen nach vorn.
2. Gleichzeitig Knie und Hüften beugen und das Gesäß nach hinten unten schieben. Die Knie bleiben dabei über dem Mittelfuß. Danach wieder in den Stand aufrichten.

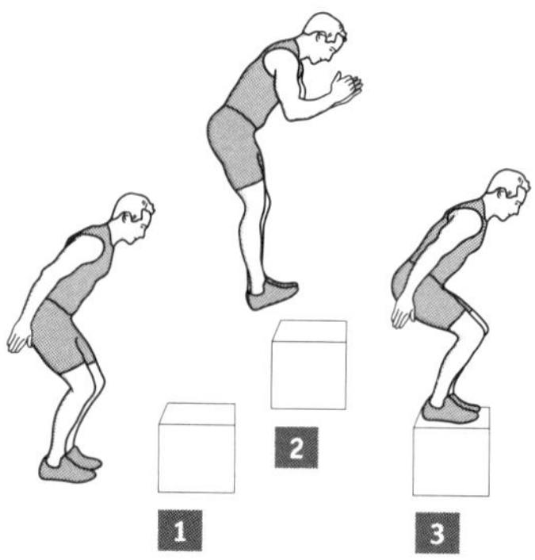

Boxsprung

1. Vor einer stabilen Box mit etwas Abstand schulterbreit aufstellen. Die Fußspitzen zeigen nach vorn. Die Arme nach hinten führen. Die Knie leicht beugen.
2. Die Arme explosiv nach oben führen und mithilfe dieses Schwungs auf die Box springen.
3. Die Landung durch das Beugen der Knie sanft abfedern. Die Arme wieder nach hinten führen und auf den Boden springen. Sofort zum nächsten Sprung ansetzen.

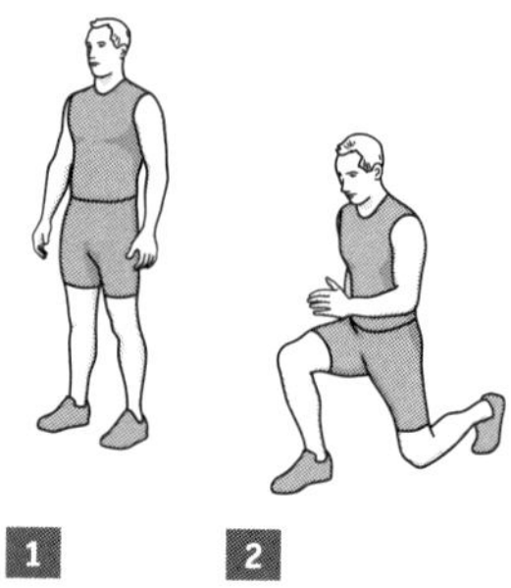

Ausfallschritt

1. Einen aufrechten Stand mit hüftbreit geöffneten Füßen einnehmen.
2. Einen Ausfallschritt nach vorn ausführen. Das hintere Knie bis kurz vor Bodenkontakt absenken. Das vordere Knie bleibt über dem Mittelfuß ausgerichtet. Danach wieder zurück in den Stand kommen und den Ausfallschritt im Wechsel ausführen. Die Arme dabei gegengleich mitnehmen.

Erhöhter Ausfallschritt

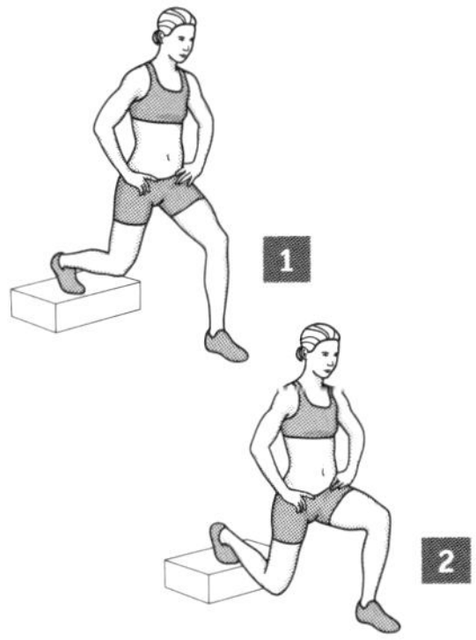

1. Eine Schrittstellung einnehmen, bei der die hintere Fußspitze auf einer Erhöhung abgestellt ist. Die Fußspitzen zeigen nach vorn. Die Hände an die Hüften legen.
2. Das hintere Knie bis kurz vor Bodenkontakt absenken. Das vordere Knie bleibt über dem Mittelfuß ausgerichtet. Danach wieder aufrichten.

Beckenheben

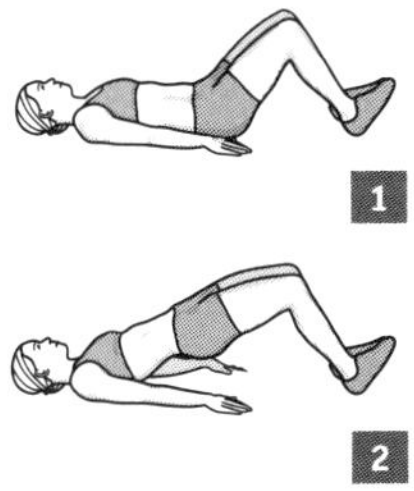

1. Eine Rückenlage mit aufgestellten Füßen einnehmen. Die Arme sind seitlich abgelegt, die Handflächen zeigen zum Boden.
2. Das Becken durch die Kraft der Gesäßmuskeln so weit wie möglich nach oben schieben. Dann bis kurz vor Bodenkontakt wieder absenken.

Einbeiniges Beckenheben

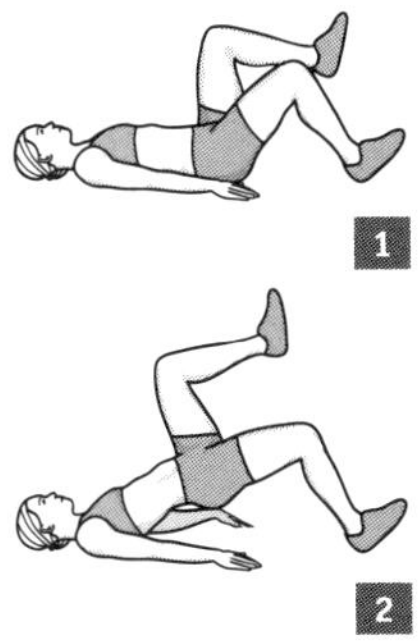

1. Eine Rückenlage einnehmen. Ein Bein angewinkelt aufstellen. Das gegenüberliegende Bein angewinkelt nach oben nehmen, sodass der Oberschenkel senkrecht nach oben zeigt. Die Arme sind seitlich abgelegt, die Handflächen zeigen zum Boden.
2. Das Becken so weit wie möglich nach oben schieben. Danach bis kurz vor Bodenkontakt wieder absenken.

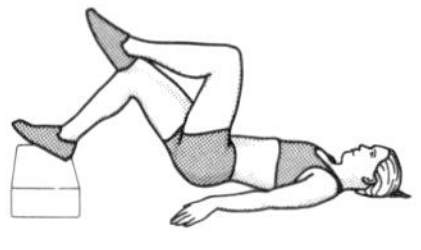

1

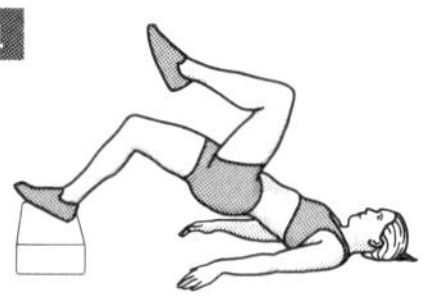

2

Erhöhtes einbeiniges Beckenheben

1. Eine Rückenlage einnehmen. Die Ferse eines Fußes auf einer Bank, einem Couchtisch oder etwas Vergleichbarem aufsetzen, sodass sich das Knie auf dieser Seite im rechten Winkel befindet. Das gegenüberliegende Bein angewinkelt nach oben nehmen, sodass der Oberschenkel nach oben zeigt. Die Arme sind seitlich abgelegt, die Handflächen zeigen zum Boden.
2. Das Becken so weit wie möglich nach oben schieben. Danach bis kurz vor Bodenkontakt wieder absenken.

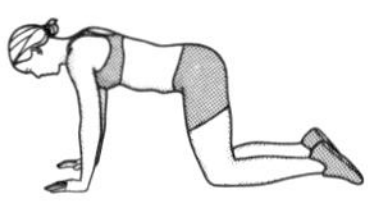

1

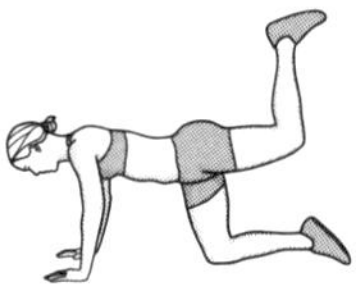

2

Beinheben im Vierfüßlerstand

1. Einen Vierfüßlerstand einnehmen. Die Hände sind unter den Schultern, die Knie unter den Hüften. Die Fußrücken liegen flach auf dem Boden auf. Der Blick ist zum Boden gerichtet.
2. Einen Fuß vom Boden anheben und durch bewusstes Aktivieren der Gesäßmuskulatur nach oben führen. Den rechten Winkel im Knie beibehalten. Am höchsten Punkt bildet der Oberschenkel eine Linie mit dem Oberkörper. Der Unterschenkel steht senkrecht. Das Bein danach wieder nach unten absenken und das Knie zurück unter die Hüfte führen, ohne es auf dem Boden abzusetzen.

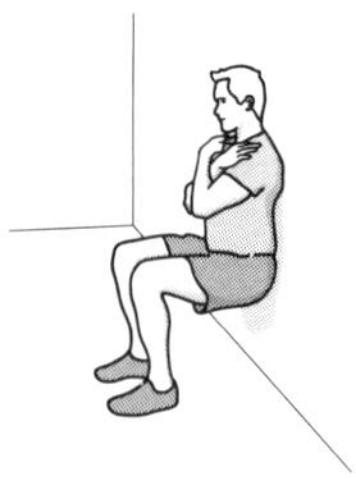

Wandsitzen

Mit dem Rücken gegen eine Wand lehnen und eine sitzende Position einnehmen, bei der sich die Oberschenkel in der Waagrechten und die Knie im rechten Winkel befinden. Die Arme vor dem Brustkorb verschränken. Die Position halten.

Beinabduktion im Seitstütz mit abgelegtem Knie

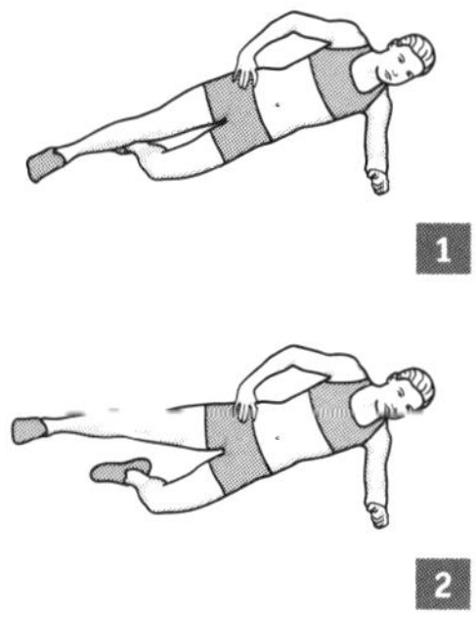

1. Einen Seitstütz einnehmen, bei dem das untere Knie angewinkelt auf dem Boden abgelegt ist. Das obere Bein ist gestreckt. Beide Oberschenkel liegen aufeinander. Der stützende Unterarm zeigt gerade nach vorn. Der Ellbogen befindet sich direkt unter der Schulter. Die freie Hand an die Hüfte legen. Das Becken nach oben schieben und die Position halten.
2. Das obere Bein gestreckt nach oben abspreizen. Danach wieder kontrolliert nach unten absenken.

Mobilität

Ausrollen des Fußes

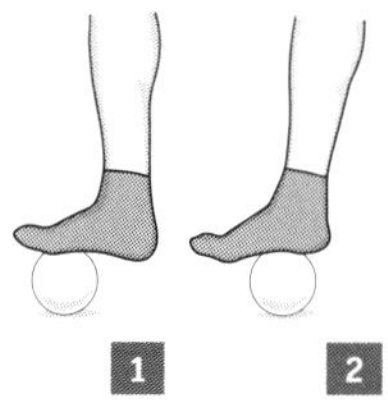

1. Einen aufrechten und stabilen Stand einnehmen. Einen Fuß auf die Faszienkugel stellen.
2. Etwas Druck auf die Kugel ausüben und langsam die gesamte Fußsohle ausrollen.

Tipp: Gerade zu Beginn kann alternativ auch ein Tennisball eingesetzt werden, der etwas weicher ist.

Ausrollen der Wade

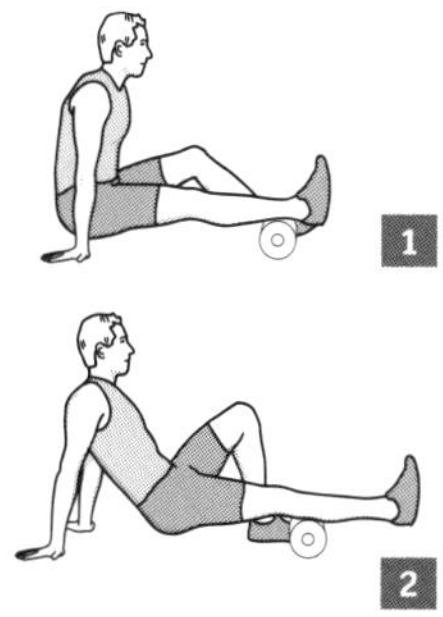

1. Eine sitzende Position einnehmen. Dabei eine Wade oberhalb des Sprunggelenks mittig auf der Faszienrolle positionieren. Das freie Bein seitlich abstellen. Die Hände hinter dem Gesäß abstützen und das Gesäß wenige Zentimeter vom Boden anheben.
2. Die Wade langsam und gleichmäßig über die gesamte Länge bis knapp unterhalb der Kniekehle ausrollen.

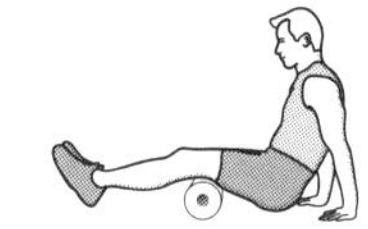

1

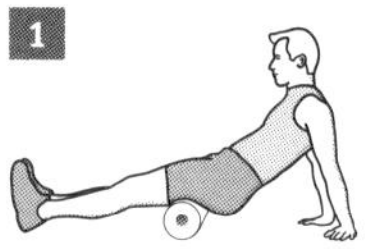

2

Ausrollen der Oberschenkelrückseite

1. Eine sitzende Position einnehmen. Beide Oberschenkelrückseiten auf der Faszienrolle knapp oberhalb der Kniekehlen positionieren. Die Hände hinter dem Gesäß abstützen und wenige Zentimeter vom Boden anheben.
2. Die Oberschenkelrückseiten langsam und gleichmäßig über die gesamte Länge bis knapp unterhalb des Gesäßes ausrollen.

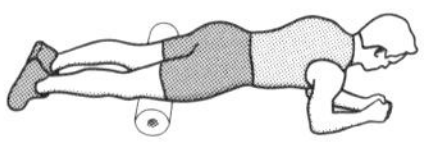

1

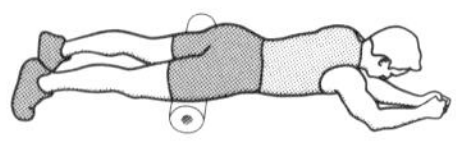

2

Ausrollen der Oberschenkelvorderseite

1. Einen Unterarmstütz einnehmen. Beide Oberschenkel liegen knapp oberhalb der Knie auf der Faszienrolle auf.
2. Die Oberschenkelvorderseiten langsam und gleichmäßig über die gesamte Länge ausrollen. Die Vor- und Rückbewegung des Körpers erfolgt dabei aus dem Schultergelenk.

Tipp: Während der kompletten Bewegungsausführung den Rumpf auf Spannung halten, sodass sich Sprung-, Knie-, Hüft- und Schultergelenke auf einer gedachten Linie befinden.

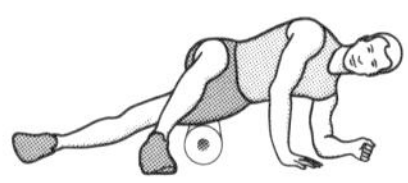

1

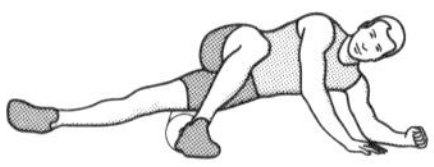

2

Ausrollen der Oberschenkelaußenseite

1. Einen Seitstütz einnehmen. Die Oberschenkelaußenseite des unteren Beins knapp unterhalb der Hüfte auf der Faszienrolle positionieren. Das obere Bein über das untere Bein schlagen und den Fuß auf dem Boden aufsetzen. Mit der freien Hand zusätzlich auf dem Boden abstützen.
2. Durch eine Vor- und Rückbewegung des Körpers die gesamte Oberschenkelaußenseite bis knapp oberhalb des Knies langsam und gleichmäßig ausrollen.

Ausrollen des Gesäßes

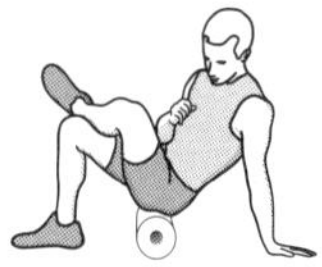

1

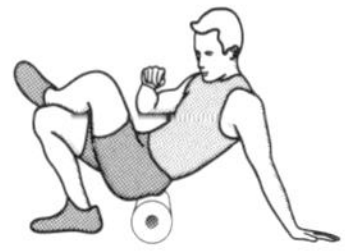

2

1. Eine sitzende Position auf der Faszienrolle einnehmen und mit einer Hand hinten abstützen. Das Bein auf der stützenden Seite über das andere schlagen und das Körpergewicht auf die freie Gesäßseite verlagern, sodass nur noch auf dieser Seite das Gesäß Kontakt zur Rolle hat.
2. Mit kurzen, langsamen Vor- und Rückbewegungen die Gesäßmuskulatur ausrollen.

Ausrollen des oberen Rückens

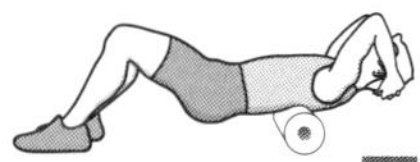

1

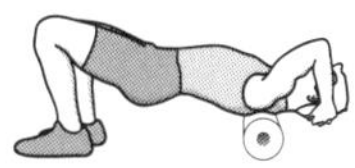

2

1. Eine sitzende Position einnehmen. Die Faszienrolle etwa 30 bis 40 Zentimeter hinter dem Gesäß positionieren. Langsam nach hinten auf die Rolle ablegen, sodass sie unterhalb der Schulterblätter positioniert ist. Die Hände zur Entlastung der Nackenmuskulatur hinter dem Kopf verschränken und die Ellbogen nach außen führen. Das Gesäß vom Boden anheben.
2. Den oberen Rücken langsam und gleichmäßig bis kurz vor den Nacken ausrollen.

Ausrollen der breiten Rückenmuskulatur

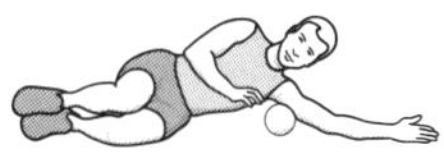

1

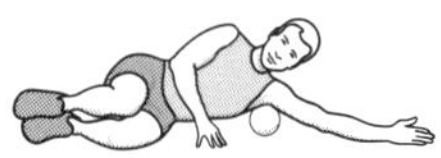

2

1. Eine Seitlage mit angewinkelten Beinen einnehmen. Die Faszienrolle unter der breiten Rückenmuskulatur knapp oberhalb der Achselhöhle positionieren. Den unteren Arm mit Bodenkontakt nach oben über den Kopf strecken.
2. Mit kleinen Vor- und Rückbewegungen die breite Rückenmuskulatur langsam und gleichmäßig bis knapp unterhalber der Achselhöhle ausrollen.

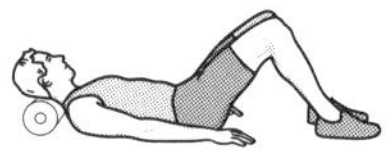

1

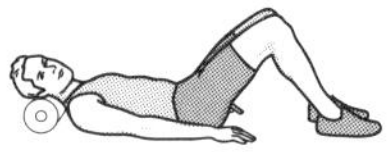

2

Ausrollen der Nackenmuskulatur

1. Eine Rückenlage einnehmen. Dabei die Faszienrolle quer unter dem Nacken positionieren. Die Füße können wahlweise aufgestellt oder die Beine gestreckt abgelegt werden. Die Arme liegen entspannt seitlich am Körper.
2. Im Wechsel den Kopf langsam zur linken und rechten Seite drehen. Auf diese Weise die Nackenmuskulatur sanft massieren.

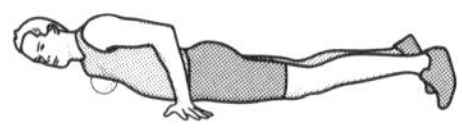

Ausrollen der Brustmuskulatur

Eine Bauchlage einnehmen und die Faszienkugel auf einer Seite unter der Brustmuskulatur positionieren. Mit kleinen kreisenden Bewegungen die Muskulatur sanft ausrollen.

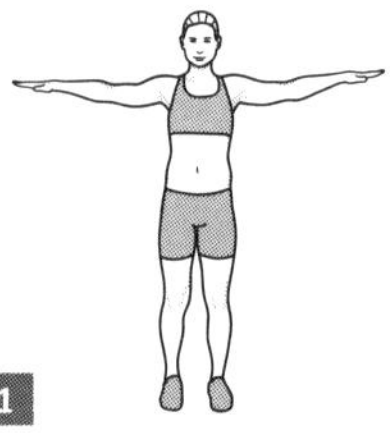

1

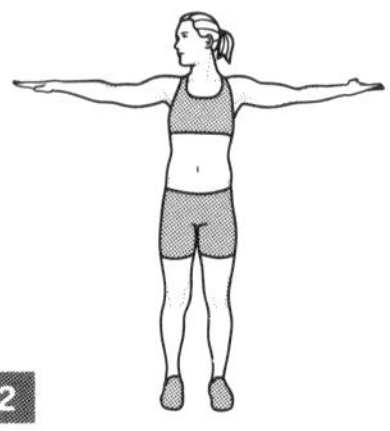

2

Halswirbelsäulen-Schulter-Mobilisation

1. Einen aufrechten, hüftbreiten Stand einnehmen. Die Arme zur Seite strecken und in der Waagrechten halten.
2. Im Wechsel die Handflächen gegengleich nach oben und nach unten drehen. Den Kopf jeweils zu der Seite drehen, bei der die Handfläche nach unten zeigt.

Wirbelsäulenmobilisation im Vierfüßlerstand

1. Einen Vierfüßlerstand einnehmen. Die Hände befinden sich unter den Schultern, die Knie unter den Hüften. Die Füße sind gestreckt. Nun das Kinn in Richtung Brust ziehen und das Becken nach hinten oben schieben, sodass der Rücken rund wird. Dabei den Bauchnabel in Richtung Wirbelsäule ziehen. Mit den Händen aktiv vom Boden abdrücken.
2. Anschließend die Wirbelsäule wieder strecken, den Bauch nach unten sinken lassen, dabei das Becken nach vorn kippen und das Gesäß nach oben schieben. In dieser Bewegung das Brustbein nach vorn oben schieben und den Kopf anheben. In einem fließenden, langsamen Wechsel die Beugung und Streckung der Wirbelsäule ausführen.

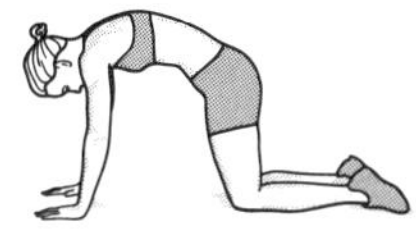

1

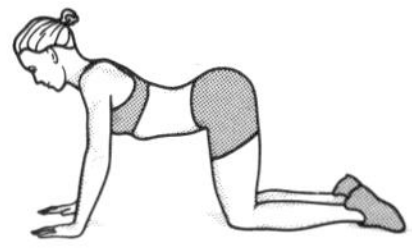

2

Brustwirbelsäulen-Schulter-Mobilisation

1. Einen Vierfüßlerstand einnehmen, dann die Unterarme ablegen. Die Ellbogen befinden sich direkt unter den Schultern, die Hüften etwas vor den Knien. Die Fingerspitzen einer Hand an die Kopfseite legen. Der Ellbogen ist vom Boden gelöst.
2. In einer fließenden Bewegung zur Seite aufdrehen und wieder schließen. Der Blick wandert dabei mit dem Ellbogen mit.

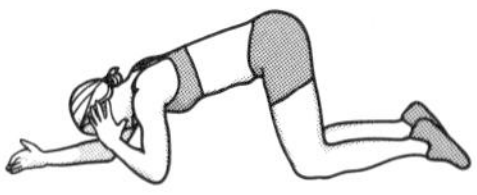

1

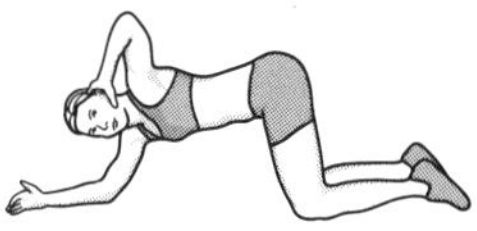

2

Schulter-Nacken-Dehnung

1. Einen aufrechten Stand einnehmen. Die Arme befinden sich seitlich neben dem Körper.
2. Den Kopf zu einer Seitein neigen und die Handfläche der gegenüberliegenden Seite sanft nach unten in Richtung Boden schieben. Die Position für 30 Sekunden halten, dann die Seite wechseln.

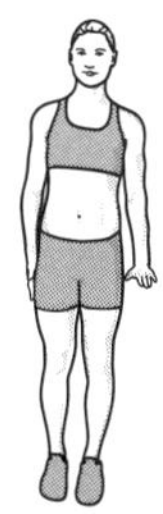

1

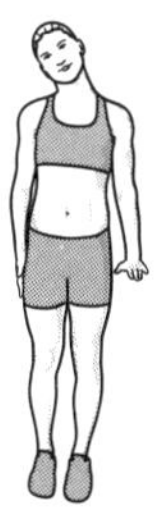

2

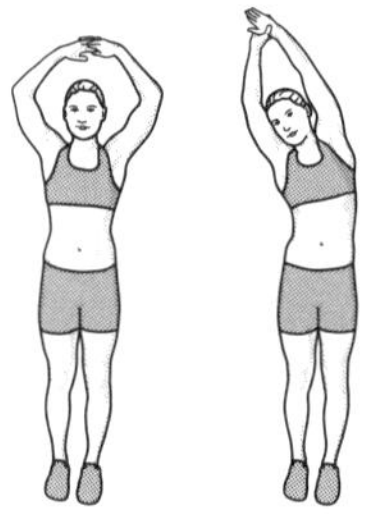

1 2

Seitliche Rumpfdehnung

1. Einen aufrechten Stand einnehmen. Die Arme nach oben strecken.
2. Eine Hand greift das Handgelenk der anderen Hand. Den Oberkörper auf die Seite der greifenden Hand neigen. Das Becken bleibt in seiner Position. Die greifende Hand verleiht der gegenüberliegenden Körperseite durch eine leichten Zug zur Seite und nach oben etwas mehr Länge. Die Position für 30 Sekunden halten, dann die Seite wechseln.

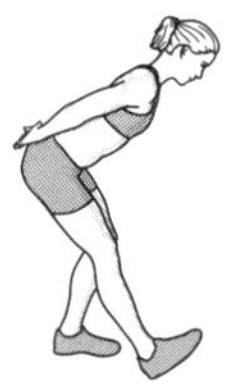

Dehnung von Oberschenkelrückseite und Wade

Aus dem Stand eine Ferse so weit vorn aufstellen, dass die Oberschenkel noch parallel sind. Das vordere Bein ist gestreckt, das hintere leicht gebeugt. Beide Hände auf dem unteren Rücken ablegen und den gestreckten Oberkörper so weit nach vorn neigen, bis eine Dehnung in der Oberschenkelrückseite und der Wade des gestreckten Beins zu spüren ist. Die Position für 30 Sekunden halten, dann die Seite wechseln.

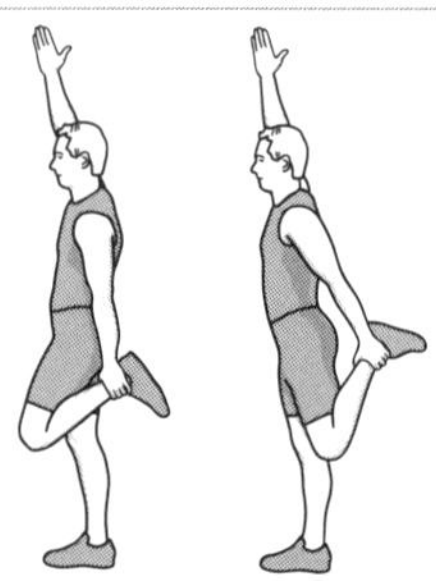

1 2

Dehnung der Oberschenkelvorderseite

1. Aus dem Stand mit einer Hand das Sprunggelenk der gleichen Seite greifen und den gegenüberliegenden Arm senkrecht nach oben über den Kopf strecken.
2. Den Rumpf anspannen. Durch Zug am Sprunggelenk das Knie nach hinten führen und eine Dehnung der Oberschenkelvorderseite wahrnehmen. Mit dem Oberkörper in eine leichte Rückbeuge kommen. Die Position für 30 Sekunden halten, dann die Seite wechseln.

Unterstützte Vorbeuge

1. Mit den Fußballen auf ein Brett oder eine vergleichbare Erhöhung stellen. Die Fersen sind am Boden. Ein Handtuch oder eine Faszienrolle fest zwischen die Knie einklemmen. Die Füße stehen eng zusammen. Die Arme nach oben strecken.
2. Die Arme über die Seite oder vorn gestreckt nach unten nehmen und mit den Fingerspitzen das Brett berühren. Dabei die Knie leicht beugen. Die Position kurz halten. Danach wieder aufrichten und die Arme nach oben strecken, um zur nächsten Vorbeuge anzusetzen. Mit jeder Wiederholung die Knie in der Vorbeuge etwas mehr strecken.

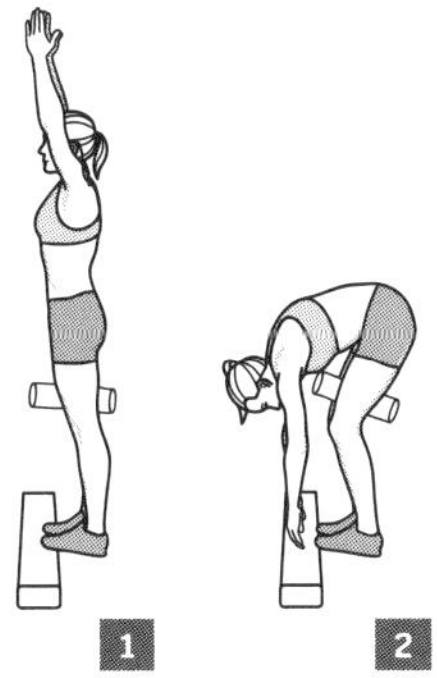

Sitzende Vorbeuge

1. Einen aufrechten Sitz mit nach vorn gestreckten Beinen einnehmen.
2. Den Oberkörper nach vorn neigen und die Fußspitzen umgreifen. Den Kopf dabei ganz entspannt hängen lassen. Die Position für 30 Sekunden halten.

Tipp: Sollte die Dehnung zu intensiv sein oder es nicht gelingen, die Fußspitzen zu umgreifen, kann ein Handtuch, ein Seil oder Ähnliches zu Hilfe genommen werden. Dazu das Handtuch um die Füße legen und mit den Händen jeweils ein Ende greifen.

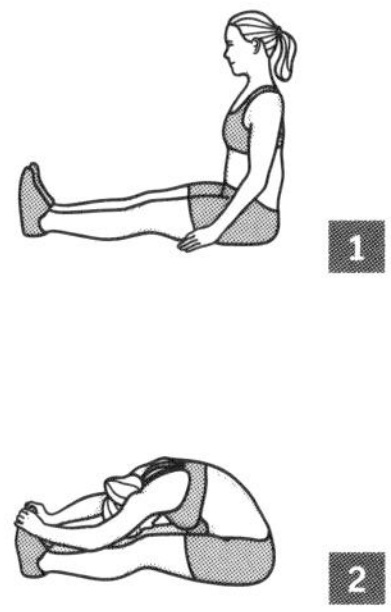

Sitzende Vorbeuge im Schneidersitz

1. Einen aufrechten Sitz einnehmen, sodass beide Sitzbeinhöcker Kontakt zum Boden haben. Beide Beine anwinkeln und die Fußsohlen aneinanderlegen. Die Knie entspannt nach außen fallen lassen. Mit beiden Händen die Füße umgreifen.
2. Oberkörper und Kopf – soweit möglich – nach vorn ablegen und so die Oberschenkelinnenseiten und den Rücken dehnen.

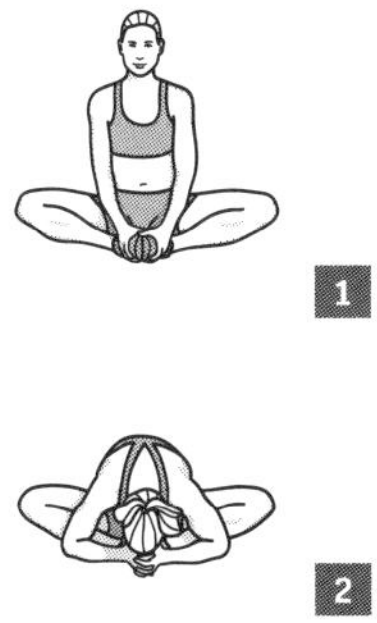

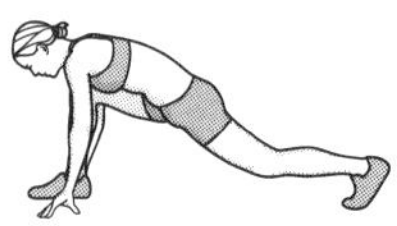

1

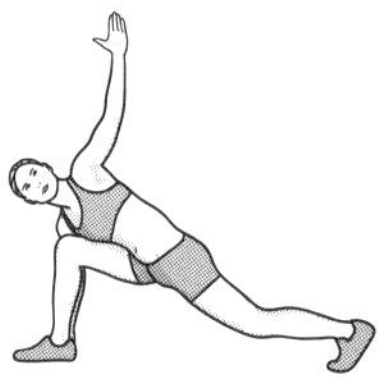

2

Oberschenkel-Hüftbeuger-Dehnung mit Rotation

1. Einen weiten Ausfallschritt einnehmen. Die Fingerspitzen auf Höhe des vorderen Fußes aufsetzen. Das vordere Knie ist über dem Sprunggelenk ausgerichtet. Beide Fußspitzen zeigen nach vorn. Das vordere Knie strebt nach vorn, die hintere Ferse nach hinten. Der Oberkörper ist weit nach vorn geneigt und der Blick nach unten gerichtet.
2. Zur gegenüberliegenden Seite des vorderen aufgestellten Beins eine Rotation mit dem Oberkörper ausführen, indem der Arm nach oben in Richtung Decke geführt wird. Der Blick wandert mit der freien Hand mit. Die Position kurz halten. Danach wieder nach unten schließen und zur nächsten Rotation ansetzen.

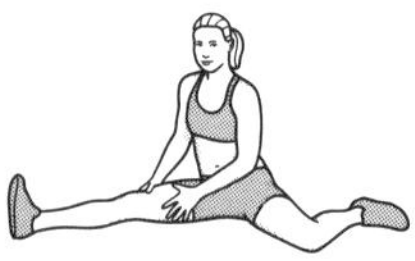

1

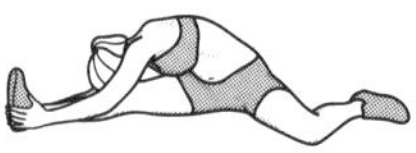

2

Hürdensitz

1. Eine sitzende Position einnehmen und ein Bein nach vorn ausstrecken. Das andere Bein nach hinten anwinkeln und ablegen, sodass die Hüfte weit geöffnet ist.
2. Den Oberkörper so weit wie möglich nach vorn neigen und mit den Händen den vorderen Fuß umgreifen. Die Position für 30 Sekunden halten, dann die Seite wechseln.

Tipp: Sollte es zu Beginn noch nicht möglich sein, den vorderen Fuß zu umgreifen, kann auch ein Handtuch, ein Seil oder Ähnliches um den Mittelfuß gelegt werden, um den Weg nach vorn zu verkürzen. Alternativ können auch die Arme links und rechts des Beins abgelegt werden.

Dehnung von Hüftbeuger und Oberschenkelvorderseite

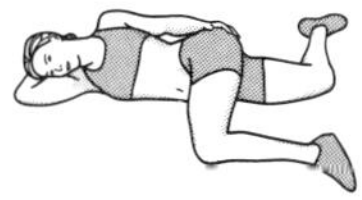

1

1. Eine Seitenlage einnehmen und den Kopf auf dem unteren Arm ablegen. Das obere Bein rechtwinklig gebeugt nach vorn ablegen. Hüft- und Kniegelenk bilden einen 90-Grad-Winkel. Das untere Bein ist ebenfalls rechtwinklig gebeugt. Die Hüfte ist jedoch gestreckt, sodass sich der Oberschenkel in Verlängerung des Rumpfes befindet.

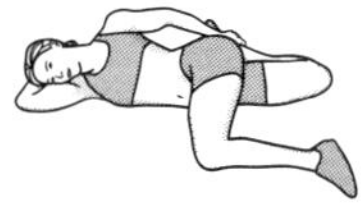

2

2. Mit der freien Hand nun das Sprunggelenk des unteren Beins greifen. Den Fuß so weit in Richtung Gesäß führen, bis eine Dehnung in der Oberschenkelvorderseite wahrnehmbar ist. Die Position für 30 Sekunden halten, dann die Seite wechseln.

Übungsregister